安倍医療改革と皆保険体制の解体

成長戦略が医療保障を掘り崩す

岡﨑祐司・中村暁・横山壽一・福祉国家構想研究会……◉編著

大月書店

はしがき

日本の医療は〈皆保険〉である。これは、医療保険は強制加入なのだから、国民みんなが保険料を払って保険証を受け取っているはず、というだけのことではない。日本の皆保険にはもっと大きな内容がある。それは「いつでも、どこでも、誰でもが、保険証一枚で必要な医療を必要なだけ受けられる」こと、つまり、国民みんなが保険証を渡されていて、自分で必要と思うときには隣の県の病院でも、自分で選んで受診することができ、しかも、保険がきかない治療は原則として存在せず、さらに、医者が必要と考えて本人も納得する治療は上限なしに保険給付がなされる、ということである。本書では、こうした内容をもつ皆保険を、強制加入というだけの意味とは区別して「皆保険体制」と呼ぶ。

現在、安倍政権が進めている医療改革は、こうした国民皆保険体制を解体しようとするものである。昨年の「地域における医療及び介護の総合的な確保を推進するための関係法律の整備等に関する法律」(「医療・介護総合確保法」)に続き、二〇一五年通常国会における医療保険制度改革は、その大きな画期となる。

この本は、そうした安倍医療改革の内容、手法とその歴史的位置、および、予想されるその深刻な影響を描くこと、ひと言でいえば、安倍医療改革の歴史的危険性について強く警鐘を鳴らすことを目的としたものである。

しかし、そうはいっても、今の医療は、本来の「皆保険体制」の想定とはずいぶん違うのではないか？実際、保険料が払えなくて保険証を奪われている人がいるし、保険証があっても窓口負担が高すぎて病院に行けない人もいる。小児科や産科の病院がない地域、そもそも病院がない地域もたくさんある。安倍政権が壊さなくても、今だって、皆保険体制は崩れているのではないか？

確かに今、皆保険体制は大きく歪んでいる。皆保険体制をきちんと機能させる環境や条件を、とくに一九八〇年代以降の日本政府はなおざりにし、弱体化させてきたのである。

医師の養成数は長期にわたり抑えられ、医療保険に対する国家財政責任も後退しつづけ、国民健康保険の保険料は系統的に上がりつづけた。一九九〇年代半ば以降の医療構造改革は、保険給付をさまざまな形で制限し、病床数を抑え、患者負担を大幅に増やし、保険料滞納に対する保険給付制限を自治体に義務づけさえした。市町村合併や地方財政改革は、長期の経済停滞で弱った地域の体力をさらに奪い、医療の提供が困難になる地域が急増した。貧困の大幅な拡大と長時間過重労働の蔓延は、受診困難者を大量につくりだしている。

皆保険体制のこうした大きな歪みをどう考え、どのように対処すべきなのか。福祉国家構想研究会は、二〇一一年にその大きな枠組みを提案した（二宮厚美・福祉国家構想研究会編『誰でも安心できる医療保障へ

――皆保険50年目の岐路』大月書店、二〇一一年)。福祉国家構想研究会のシリーズ「新福祉国家構想」の一冊である。

だが、現在の安倍政権は、皆保険体制の歪みの拡大という域を超え、皆保険体制そのものに総攻撃をあびせ、その解体に乗り出している。皆保険体制が解体されれば、その歪みを正す構想の基盤も失われる。今何よりも重要なことは、この解体を押しとどめることである。

第1章で総括的に扱われるが、安倍医療改革が計画どおりに進行すれば、社会保険であるはずの医療保険は、国の「財政支援」(「財政保障」ではない)を受ける都道府県別の「互助組合」へと転換しはじめる。その都道府県の医療保険給付が増えれば、都道府県は保険料率を上げるほかはなくなり、それができなければ、医療提供体制そのものの削減を強くリードせざるをえない。加えて国は、都道府県に医療を削減させるための多様な施策を剛柔とりまぜて準備中である。

ひと言でいえば、医療の確保とそのための費用調達の総体が、都道府県別の地域住民の集団的自己責任に委ねられ、その手に余る部分は、保険外の医療・健康商品の販売・購買へと、つまり医療・健康企業に「開放」される、そうした制度枠組みへの本格的移行が開始されるのである。

都道府県化された国保や協会けんぽへの国の「財政支援」が厚ければその移行は遅くなるが、現時点での中心的争点は、そうした「支援」の量の大小ではない。問題は、医療保険(およびその給付を通じた医療

		w	70歳～74歳の一部負担金の２割負担化⇒５か年かけて完全実施	2014年４月から予算措置で実施
	難病	x	難病および小児特定疾患の医療費助成の制度の確立	難病法　2014年通常国会成立
介護保険制度		A	在宅医療および在宅介護の連携の強化（在宅介護医療連携拠点設置）	2014年通常国会で成立（実施は2015年度から2017年度までに順次）
		B	高齢者の生活支援および介護予防に関する基盤整備	
		C	認知症にかかる施策	
		D	要支援者への支援の見直し（介護保険給付対象から外し，市町村の地域支援事業へ切り替え）	
		E	一定の所得を有する利用者の負担を引き上げ（１割⇒２割へ）	
		F	介護三施設の補足給付支給要件に資産を加え，収入には遺族年金，障害年金も換算。世帯分離は認めない	
		G	特養ホーム新規入所対象者の見直し（中重度者～要介護３～５に限定）	
		H	低所得者高齢者の保険料負担軽減，最高軽減率をこれまでの５割から７割に	
		I	介護納付金の算定方法において被用者保険は総報酬割を導入	後期高齢者支援金改正の実施を踏まえ必要な措置
		J	介護報酬2.27%減（引き下げは９年ぶり）	2015年度予算
生活保護		K	生活保護法改正	2013年12月成立
			生活扶助基準引き下げ2013年８月開始。生活保護法改正2013年７月施行。困窮者自立支援法2013年12月成立，2015年４月施行。住宅扶助特別基準・冬季加算引き下げ2015年７月実施予定	

注）vi．慶應義塾大学病院等三病院，英米仏等の承認医薬品で未承認医薬品の迅速な先進医療適用。大阪大学医学部附属病院等三病院にも適用。病床規制の特例，公益財団法人先端医療振興財団，眼科30床。東京圏，公益財団法人がん研究会等四病院に先端医療で計69床。外国人医師の特例，東京圏６病院。

b．2014年10月から開始。

c．2014年９月「地域医療構想策定ガイドライン等に関する検討会」（厚労省）設置。2015年１月を目処にガイドライン作成予定。
2014年９月「医療費支出目標」の算定式の検討等のための「医療・介護情報の分析・検討ワーキンググループ」（社会保障制度改革推進本部）検討開始。

u．2014年11月　中央社会保険医療協議会総会，患者申出療養制度の枠組合意。

K．医療扶助を用いた診療ではジェネリック医薬品の使用が原則に。

図表1　安倍政権の医療改革・介護改革

分野別			改革事項	法制度改革・予算措置等の時期
医療・健康産業競争力強化		i	健康・医療戦略室（「医療，医薬品，医療機器を戦略産業として育成し，経済再生の柱とする」）	2013年２月，内閣官房に設置
		ii	健康・医療戦略本部設置	2013年３月、本部設置は閣議決定。本部長は首相
		iii	健康・医療戦略推進法	2014年通常国会で成立，法による健康・医療戦略推進本部（本部長は首相）発足2014年６月
		iv	独立行政法人医療研究開発機構の設立	2014年通常国会で法成立。2015年４月設立
		v	法にもとづく「健康・医療戦略」（「疾病予防，慢性期の生活支援等を念頭においた公的保険外の新しいヘルスケアサービスの市場を創出」）	2014年７月閣議決定
		vi	国家戦略特別区域法，国家戦略特区諮問会議，国家戦略特区域会議	2013年12月法成立，2014年５月制度始動
医療制度	医療供給体制	a	７：１（看護）入院基本料適用病棟の要件厳格化・地域包括ケア病棟入院料の新設	2014年４月診療報酬改訂
		b	病床機能に関する情報を都道府県に報告する制度（病床機能報告）の創設	「地域における医療及び介護の総合的な確保を推進するための関係法律の整備等に関する法律」（「医療介護総合確保法」）　2014年通常国会で成立
		c	都道府県の医療計画における地域医療構想の策定の義務化	
		d	地域医療介護総合確保基金の新設（2014年度公布額904億円）	
		e	医療提供体制管理のための都道府県の権限強化	
		f	医療法人間の合併，権利移転に関する制度等の見直し	
		g	地域における医師，看護職員等の確保，および勤務改善の支援	
		h	医療職種の業務範囲および業務の実施体制の見直し	
		i	非営利ホールディングカンパニー型法人制度の新設	2015年中に制度改正
		j	地域医療構想に整合的な医療費適正化計画へ　時期，項目等の見直し	2015年通常国会で法改正予定（実施は2015年度から2017年度までに順次の予定）
	医療保険制度	k	国保の保険者を市町村から都道府県へ。保険料は市町村が徴収し，分賦金として都道府県に収める。分賦金額は都道府県が市町村の医療費水準と所得水準を考慮して決める	
		l	国保財政安定のために税から1700億円，プラス，健保からの後期高齢者支援金の総報酬割採用による増収分から1700億円（2017年度以降）	
		m	被用者保険者にかかる後期高齢者支援金をすべて総報酬割に （組合健保・共済組合負担増，協会けんぽ軽減）	
		n	協会けんぽへの財政支援（現行の国庫補助率16.4%を当分の間維持する）	
		o	国保および後期高齢者医療制度の低所得者の保険料負担の軽減（相対的高所得の低所得者を支援。すでに７割軽減となっている低所得者は現行どおり）	
		p	後期高齢8.5割，9割の軽減特例を本則の７割に戻す（「負担における公平性の確保」）	
		q	所得水準の高い国保組合の国庫補助の見直し	
		r	国保保険料の賦課限度額および被用者保険の標準報酬月額の上限額引き上げ	
		s	入院時の食材費負担に調理費用を加える。	
		t	紹介状なしの大病院受診時の定額負担金導入（5000円〜１万円）	
		u	保険外併用療養制度への患者申出療養（仮称）の新設（さらなる混合診療拡大）	
		v	高額療養費の見直し（高所得者引き上げ，中低所得者引下げ，地方税非課税層変化なし）	2015年１月から予算措置で実施

提供の確保）への国家責任の大幅後退という、安倍政権の改革枠組みを許すのか否かにある。

そうした制度枠組みへの移行の程度に応じて、①保険証の無条件全国民交付、②医療、医薬品等の全国統一価格と医療へのフリーアクセス、③必要な治療の保険による上限なし給付、をその内実とする国民皆保険体制は解体の過程をたどることになる。

なお、医療保険制度そのものはそれでも残るだろうが、それは、医療・健康産業の莫大な利潤を支え（公的保険なしには混合診療を通じた利潤確保は難しい）、所得・資産の格差が医療へのアクセスと治療内容の格差に連動することを妨げない、ある種の階層別・地域別の互助組合、かつ、大衆収奪装置としてであろう。

安倍政権は、保険給付圧縮のために保険医療の提供体制を大規模に合理化・縮小することをねらっている。それには、これまでのような診療報酬体系による誘導という手段では不足するため、国民健康保険を都道府県化して、都道府県をその削減主体に転化させるのだが、なお、都道府県の政治判断でその削減が緩和されないようにするための国家施策も大規模に制度化される。病院等の経営実態情報を詳細に提供させ、都道府県に国が強力にリードする医療提供体制の削減目標をペナルティ付きで押しつけ、それを実行する新たな権限を与え、病院、診療所の改廃・経営・運営を強い目標管理型の規制のもとに組みこむことが計画されているのである。

これは、自由開業医制にもとづく現在の日本の開業医、民間病院の姿を大きく変える改革であるため、仮にそれが進行するとしてもきわめて複雑な過程をたどるであろうことは予想に難くない。その決着の一つ一つの蓄積が皆保険体制の解体の程度を規定し、開業医の独立性の維持の程度を決め、安倍首相が切望する新型巨大医療法人と都道府県の談合が地域医療のあり方を左右する、その程度をしばることとなろう。

第2章は、医療保険改革と医療提供体制をめぐるこうした対抗を踏みこんで描く。

病院経営、診療所の経営が容易でない状態が広がり、その困難を利用することに国が成功し、日本の医師を、営利事業としての医療、および、格差医療と混合診療に「慣らす」ことに成功した場合、国民皆保険体制の解体は、より深刻な水準のものとなろう。

安倍政権の医療改革は、その推進力という点で、これまでにない大きな特徴をもっている。

一九九〇年代後半以降、小泉政権を典型に、医療保険給付の伸びを強い力で圧縮する医療構造改革が行われてきた。自公福田政権から民主党政権まではその中休みである。安倍政権はこうした旧来からの医療構造改革を急進的に再開した。

その際、安倍政権は、これまでの政権にはない、医療の本格的な営利産業化・成長産業化の構想を強力に打ち出した。**第3章**はその詳細を分析する。重要なことは、医療保険給付圧縮の施策が、この〈医療・健康産業の競争力強化〉構想に後押しされることで、いっそう全面的で仮借のないものとなったことである。これが安倍医療改革の大きな特徴である。

営利事業が活躍する空間を広げるためには、医療保険給付を圧縮し、医療保険でカバーされない領域を増やす必要があるが、安倍政権は、〈医療産業の成長のための保険給付縮小〉を公言し、それによって財界、投資家の支持を得ようとする。医療・健康産業競争力強化はアベノミクスの「第三の矢」（成長戦略）の中心であるため、アベノミクスへの期待は、医療保険給付圧縮の強力な推進力となるのである。もとより、アベノミクスは崩壊すると私たちは予想する。だが、その影響によってラディカル化した医療圧縮は、荒野のみを後に残すことになろう。

日本医師会は、安倍政権が打ち出した混合診療の全面解禁（規制改革会議の「患者選択療養」）に強く反対し、「非営利ホールディングカンパニー型法人」構想にも、医療の非営利原則を崩すものとして反発、代替案を提起した。それもあり、結局、この二つの案は、今年度の法改正に限れば、よりマイルドな形で制度化される可能性がある。

こうした日本医師会の動きを含め、医療運動諸団体による安倍医療改革への警戒と反対は、皆保険体制を維持、発展させるうえで、きわめて重要な意味をもつと思われる。同時に、安倍医療改革については、個々の政策への対応に加え、その全体的ねらいを正確に把握しなければならない。国民健康保険の都道府県化が、そうした全体構想実現の当面の要であることは明白とわれわれは考える。

なお、各章は、安倍医療改革に対する総括的評価と分析枠組みを共有し、また、前掲『誰でも安心できる医療保障へ』を共通の出発点としているものの、それぞれが独立した論文であり、章ごとの細部にわたる調整は行っていない。

本書が活発な議論のきっかけとなればうれしい。

後藤道夫（福祉国家構想研究会 共同代表）

目　次

第3章 成長戦略と医療の営利産業化 …………………… 横山壽一 137

第1章

皆保険体制の解体と国保の都道府県化

中村　暁

1　皆保険解体のターゲット＝「国保問題」の意味するもの

二〇一五年通常国会提出の医療保険制度改革法案（「持続可能な医療保険制度等を構築するための国民健康保険法等の一部を改正する法律案」）は、「持続可能な社会保障制度の確立を図るための改革の推進に関する法律」（二〇一三年一二月。以下、プログラム法）によって既定路線となった医療・介護制度改革の流れに位置づけられている。地域の医療・介護サービスの提供体制改革をめざして、先に国会で成立した「地域における医療及び介護の総合的な確保を推進するための関係法律の整備等に関する法律」（二〇一四年六月。

以下、医療・介護総合確保法）に続くものである。

今回の医療保険制度改革では「市町村国保の都道府県化」が最大の課題である。市町村が保険者を担う国民健康保険は一九六一年に成立した日本の「国民皆保険体制」の基盤である。なぜ国は、そのように大切な市町村国保を都道府県化しようとするのか。本章は今回の国保都道府県化が、日本の皆保険体制の解体につながる改革となるとの問題意識から出発し、その検証を行うものである。

そのために、自民党を中心とした従来政権による医療制度改革史を振り返る。そのうえで、現政権が進める医療・社会保障制度改革とは何か、そこでは国保都道府県化がどういった意味づけをされているのかを明らかにしていく。それは、単体で国保都道府県化だけを取り出して、あれこれと検討しても本質的な議論には届かないと考えるからである。

国保問題というとき、私たちはともすれば保険料をはじめとした負担の問題に関心が集中しがちである。たしかに「払えないほど高額」となった保険料ゆえに、滞納に陥る世帯が生まれ、制裁措置としての資格証明書交付がなされるなどの受療権侵害はすでに多数起きている。負担問題の解決は国保をめぐる最重要テーマの一つである。しかし、国保都道府県化が保険料の高騰につながるのではないか、という「負担増」の切り口のみでは、国の本当の意図を汲み取ることはできない。なぜなら、少なくとも国は負担増そのものを目的として国保都道府県化をねらっているわけではないからである。

2 国民皆保険体制の三原則とは何か
――必要な医療を保障する柱

「国民皆保険」とは、「いつでも、どこでも、誰でもが、保険証一枚で必要な医療を必要なだけ受けられる」体制である。この体制にはそれを支える三つの原理・原則と、それを具体化した三つの制度（保険制度・診療報酬支払制度・提供体制）がある。[*1] 解体されようとしているのは、それらの原理・原則とそれにもとづく制度である。

(1) 保険証の全国民対象無条件交付

日本ではすべての国民に対して医療保険証が交付され、公的医療保険による医療を受ける権利が保障されている。その裏返しとして、国民は医療保険への加入を義務づけられ（強制加入）、国家はすべての国民に医療の給付を行う義務を負う。このため、協会けんぽ（かつての政府管掌健康保険）・国保組合・健保組合・共済組合と、職域を中心に健康保険が分立しているが、国民は他の医療保険の対象にならない限り、住民票の存する市町村の国保に必ず加入するという形がとられている。だからこそ、市町村国保は国民皆保険体制の基盤と呼ばれるのである。

(2) 全国統一給付保障

しかし保険証により受療権が保障されても、給付が受けられなければ無意味である。誰でも、無差別平等に高い質の医療が提供される権利を有しているのであり、実際に医療を受けることのできる状態がつくられなければならない。いくら国保が市町村単位につくられた保険制度だとはいえ、居住地によって受けることのできる医療に格差が生じることは本来許されないはずである。だからこそ、「全国統一の給付」を担保する仕組みが必要であり、それを具体化したのが「診療報酬制度」である。診療報酬は医師等による患者への医療サービス提供に対し、保険から支払われる「報酬」だが、一方で保険の効く医療とは、国民皆保険が保障する「医療の範囲」でもある。もしも診療報酬が都道府県や市町村によってバラバラになり、住んでいる場所で保険が効いたり効かなかったり、値段に違いがあったりする状況になれば、無差別平等に医療が保障される制度とはいえなくなる。

また同時に、医療へのアクセス保障を忘れてはならない。もしも身近に必要とする医療機関がなければ、保険証も診療報酬もなんの役にも立たないからである。

(3) 必要充足型給付保障

「必要充足」とは、必要なものを必要なだけ保障するという意味である。そこでまず、必要な医療はすべて保険で給付されることが前提になる。もちろん保険で提供する医療は無制限・青天井でなければならない。仮に医師が「あなたの生命を守るためには、本当は一〇〇の医療が必要です」と判断したとして、「でも、保険で給付されるのは八〇だけです。あとは自分で購入してください。購入できなければあきらめてください」というようなことでは話にならない。お金のあるなしで受けられる医療に格差が生まれてしまうからである。医療の制度は、常に生命を無差別平等に守る仕組みをめざして設計されなければならないのである。

3 皆保険体制を掘り崩す新自由主義改革
——その歴史的段階を読む

さて、このように優れた特徴をもつ日本の皆保険体制だが、それが今解体の危機にある。先に述べたように、国保の都道府県化も皆保険体制解体に向かう一つの過程となりうる危険性をはらんでいる。しかしそれは、昨日や今日、突然降ってわいたものではない。歴代政権が連綿と実施してきた制度改革とつながっている。そのため、これまでの制度改革を振り返り、歴史的な視点で、今回の改革がおかれた位置を大づかみにすることは、現在行われようとしている改革、あるいはその将来の姿を理解するためにも、とても重要である。

資料1　国民皆保険制度成立から今日までの医療制度改革

1961年	国民皆保険成立
1963年	診療報酬地域差撤廃
1965年	療養給付期間（3年）撤廃
1973年	老人医療費無料化制度（福祉元年）　第1次オイルショック
1978年	老人医療別建て制度構想（小沢辰男大臣構想）
1981年	**第2次臨調**
1983年	老人保健法施行
1984年	健保法改正 ・被用者保険本人1割負担導入 ・退職者医療制度創設 ・特定療養費制度創設
1985年	第1次医療法改正（医療計画による病床規制導入）
1986年	高齢者対策企画推進本部報告（「自助自立」「在宅と施設再編」「医療保険制度一元化」）
1987年	国民医療総合対策本部「中間報告」（効率的な医療，民活，長期入院規制，病床削減・機能分化，統制強化，差額拡大，営利化）
1988年	社会保障ビジョン　医療保険8割給付
1992年	健保法改正（政管健保国庫負担引き下げ） 第2次医療法改正（病床機能分化－特定機能病院，療養型病床群）
1994年	健保法改正（付添看護療養費制度廃止，入院給食有料化）
1995年	社会保障制度審議会勧告「社会保障体制の再構築」
1996年	**橋本六大改革** 医療審議会基本問題検討委員会「今後の医療提供体制のあり方について」 医療保険審議会答申「今後の医療保険制度改革について」 社会保障構造改革の方向（中間まとめ） 第3次医療法改正（診療所療養型，地域医療支援病院，医療法人業務拡大）
1997年	健保法改正（健保本人2割負担） 21世紀の医療保険制度－医療保険及び医療供給体制の抜本的改革の方向（厚生省） 21世紀の国民医療――良質な医療と皆保険制度確保への指針（与党医療協議会）
1998年	高齢者に関する新たな保健医療制度のあり方について
2000年	第4次医療法改正（病床区分再編成） 介護保険法施行
2001年	**小泉構造改革**
2002年	健保法改正（老人一部負担の完全定率負担）
2003年	健保法改正（被用者保険3割負担）
2004年	混合診療の部分解禁で大臣合意
2005年	医療制度構造改革試案（厚労省） 医療制度改革大綱（政府・与党）
2006年	医療制度構造改革関連法（都道府県医療費適正化計画，医療計画に四疾病五事業，特定健康診査，保健指導，後期高齢者医療制度）
2008年	社会保障国民会議　後期高齢者医療制度創設
2009年	**民主党政権の誕生**　安心社会実現会議　社会保障機能強化と消費税増税
2010年	国保法改正　広域化等支援方針
2012年	**自公民三党合意　民主党の構造改革回帰** 社会保障制度改革推進法／社会保障観の変更　自助・共助論
2013年	**安倍政権　アベノミクス　構造改革再起動・本格推進** 社会保障制度改革国民会議報告書／川上・川下一体改革 社会保障制度改革プログラム法 日本再興戦略，健康・医療戦略
2014年	医療・介護総合確保法（病床機能報告，地域医療ビジョン，介護保険改革［要支援者外し］）

以下、大きく四つの時期に分けてこれまでの制度改革を振り返ってみたい（国の制度改革に関する項目については資料1を参照）。とくに日本で構造改革（新自由主義改革）が本格化する以前と以後では、改革の質が違っていることに注目していただきたい。

(1) 臨調行革と医療・社会保障改革

一九八一年、鈴木善幸内閣は第二次臨時行政調査会をつくり、公務の縮小と社会保障抑制をめざす「行政改革」に手をつけはじめる。[*2]「活力ある福祉社会」「国際社会に対する貢献の増大」を基本理念にした「臨調行革路線」を強く推進したのは、一九八二年発足の中曽根康弘内閣だった。

臨調行革路線下での医療・社会保障改革は、福祉・教育分野への国家予算伸長へのブレーキ策の実施であった。その少し前、一九七五年一二月にはすでに、社会保障制度審議会による建議[*3]が、「減速経済下においては高福祉のための高負担は避けられないことについて国民的合意を求めていく必要がある」と述べていた。

それまでの制度改革史はおおむね、国民皆保険成立から福祉元年に至る、医療・社会保障制度の整備・量的拡充による普遍化、その結果としての給付拡大を伴うものだったといえるだろう。しかし、高度経済成長の終焉と経済危機が叫ばれるなか、国は医療・福祉にかかる国家負担の抑制へ歩みはじめたのである。

こうして第二次臨調は、後の「負担増」政策連打へつながる転換点となった。

しかし、国民皆保険三原則をはじめ、日本の皆保険体制の原則自体に手をつける改革がはじまるのはまだ少し後のことになる。構造改革の「萌芽」がみられる時期と呼ぶべきかもしれない。

(2) 橋本六大改革期の医療・社会保障改革――地方分権と介護保険

一九九六年、橋本内閣の誕生は、日本政治が構造改革時代に突入する号砲であった。

橋本行革と呼ばれた一連の改革は、今日まで続いている日本の国家構造改変の出発点となった。後に、小渕内閣下で成立する「中央省庁等改革基本法」[*4]（一九九八年成立）や「地方分権一括法」（一九九九年成立）は最もそれを象徴するものといえる。とくにその後の医療制度構造改革は、地方分権（主権）改革が生み出した自治体をめぐる新たな状況（自治体が構造改革の執行機関に変えられようとする状況）があってこそ、提案・実行されてきたといっても過言ではない。

地方分権改革は、自治体の「裁量権」の拡大をうたう一方で、現実には各種の補助金や交付税・交付金の減額を一体で進めるものだった。財政条件を絞りこまれたうえでの「裁量権」拡大は、すなわち、自らその行政を効率化・スリム化する構造改革の主体へと自治体を向かわせるのである。そうしたなかで、国が国民生活に直結する医療・福祉サービスの基盤整備や制度に対する責任と運営を、地方自治体へ丸投げする流れがはじまった。こうして政府は身軽となり、外交・軍事・金融経済等を中心に総合的な政策立案・実行に集中するという「小さな政府づくり」が本格化していく。

以上のように国家構造そのものの改革をめざした橋本六大改革[*5]の柱の一つとして、社会保障制度構造改革はあったのである。

●介護保険制度の創設

橋本政権の社会保障制度構造改革は、介護保険制度創設に結実した。当時、介護保険創設に少なくない人々が幻想と期待を抱いたが、それは「公的介護保険」という呼び名が「国民皆保険体制」を連想させたからにほかならない。すべての人々に保険証が交付され、必要な介護サービスが必要なだけすべて保険で受けられる仕組みがつくられるのだとの期待が広がったのである。しかし、それはみごとに期待を裏切るものだった。

そもそも介護保険制度創設は、①老人保健制度にかかる国の医療費負担軽減（高齢者にかかる国の医療費負担軽減に向け、給付を医療保険から新たな介護保険に付け替える）、②措置制度解体（公的責任を体現する制度の解体）、③市場化（事業主体として民間営利サービスを呼びこむ）が創設の動機に埋めこまれていた。かくして設計された介護保険制度の姿とは、医療保険制度を貫く国民皆保険体制の原理・原則をことごとく否定するものだった。

①皆保険体制三原則の否定

第一に、「保険証の無条件交付」は前提とされていない。介護保険は強制加入ではあるが、二号被保険者についての保険証交付は申請主義なのである。このことは介護保険制度が、国家責任による介護保障という「権利としての介護」を前提としていないことを象徴している。

第二に、「必要充足」とはほど遠いサービス給付となっている。介護保険証が交付されても、「要介護認定」を受けねばならず、自立認定なら給付はなされない。認定されても要支援・要介護で「必要度判定」をされ、認定によって給付されるサービスに上限が設けられている。そもそも提供される「介護」概念の範囲も、かなり限定的である。それればかりか、保険からのサービス提供にあらかじめ枠がはめられ、それを超えるニーズへの対応は、自費でサービスを購入しなければならない。医療保険では医師が専門性にもとづき必要な治療を判断・選択し、原則「青天井」で給付するが、それとはまったく違う仕組みなのである。

第三に、「統一給付」にもはじめから穴が開けられた。診療報酬では一九六三年に撤廃された「地域差」を介護報酬にもちこみ、「一物二価」状態を復活させたのである。

②「現物」でなく「現金」を給付——サービスを「購入する商品」とみなす

介護保険給付として提供されるサービスは自ら購入する商品という位置づけになっている。それをはっきりと示すのは、介護保険給付は現物給付ではないという事実である。介護保険で給付されるのは介護サービス購入のための費用（介護サービス費）である。一見現物給付にみえるのは、サービス費が事業者による「代理受領」になっているからにすぎない。介護サービスを受ける権利は「お金を払ったから」発生した消費者の権利にすり替えられた。すべての人に介護保障を受ける権利があるというような思想は、制度設計上欠落しているのである。

③市場を拡大し、営利事業者参入・ヘルスケア産業の市場拡大に道を開く

介護サービスの提供主体については、社会福祉法人や医療法人といった従来の提供主体に加え、民間の営利事業体へ参入の門戸を開いた。なおかつ、前述の限定給付の仕組みによって、満たされないニーズが発生すれば保険給付外サービスの範囲は完全に民間企業に明け渡され、高所得階層向けの介護保険外サービス市場が展望された。

④閉じられた会計システム――保険者単位で給付量に対応して保険料が自動的に決定される仕組み（給付と負担の完全なリンク制度の誕生）

介護保険の財政構造は、国・地方自治体・被保険者の負担割合が定率化され、原則、介護保険特別会計の外からはいっさいの財源投入がない。いわば閉鎖的な財政の仕組みとなっている。保険者が三年を一期として給付の見込みを立て、この時点で個々の被保険者に賦課する所得段階別の保険料を決定する。この際、保険者（市町村）単位に見込んだ介護サービスの量が前期に比べて増加したら、自動的に保険料を高く設定せざるをえない。さらに計画期間終了の段階で給付見込みを上回り、財政赤字に落ちこんだとしても、誰も助けてはくれない。あらかじめ積み立てておいた財政安定化基金から「貸付」（借金）を受けて赤字を埋める。その借金は、次期にはまた、保険料に上乗せされ、返済することになるのである。つまり、給付と負担の関係が明確にリンクした仕組みであり、その思想は私保険に近い。

こうした介護保険制度を当時の厚生省は「フロントランナー」と呼んだが、その皆保険体制の原則をことごとく否定する性質が、（たとえ部分的であっても）医療制度にもちこまれることこそ、われわれが何よりも警戒せねばならないことだった。

●橋本構造改革の積み残し

橋本構造改革の時期には、高齢分野だけでなく、「社会福祉事業法」が「社会福祉法」に改正（二〇〇〇年）され、障害者福祉サービスの「支援費制度」（利用契約制度）、児童福祉法改正（一九九七年）による「措置」から「保育の実施」への転換もなされた。

一方、医療改革に関する重要な方針が、当時の厚生省ならびに政府・与党から示された。「21世紀の医療保険制度」（厚生省、一九九七年八月）と「21世紀の国民医療」（政府・与党協議会、一九九七年八月）である。そこでは介護保険の次は、医療制度の構造改革だといわんばかりに、「医療保険制度の抜本改革」論が政府・与党内から打ち出された。

それらの方針では、「医療費の伸びと経済成長」の不均衡状態が問題視され、医療保険・提供体制両面にわたる抜本的改革の必要が説かれた。そのために診療報酬の「定額払」拡大や医療費のうち一定額までを（全額）自己負担とする保険給付範囲の見直し策、医療機関の「機能分化」、長期入院や「過剰病床」の是正、後期高齢者医療制度創設も射程に入れた医療保険の制度体系改革等が打ち出されたのである。

しかし、これら皆保険体制の原理を切り崩す抜本改革案は橋本政権下で実施に至ることはなかった。これを推進したのは後の小泉政権である。

(3) 小泉政権時の医療・社会保障改革——都道府県の医療費抑制主体化

二〇〇一年、「聖域なき構造改革」を掲げた小泉内閣が発足する。

橋本政権終焉後、健保本人三割負担をはじめ、臨調行革以来の負担増路線にもとづく制度改革は進められてきたが、小泉政権は橋本政権の積み残した課題である、国のいうところの医療制度「抜本改革」（構造改革）の推進に着手する。

●「『医療保険制度の体系の在り方』『診療報酬体系の見直し』について（厚生労働省試案）」

小泉政権下で、特筆すべき厚生労働省方針が、「『医療保険制度の体系の在り方』『診療報酬体系の見直し』について（厚生労働省試案）」である。試案は、現在の医療保険制度は地域・職域を基礎に保険者が分かれているが、保険者の規模が小さく不安定であったり、各被保険者の保険料に差異があるとする。また、経済成長を上回る高齢者の医療費が保険財政を圧迫していると指摘し、これを解決すべき課題とする。そこで、「経済状況とも均衡のとれた」保険制度、「給付と負担の公平」、「質の高い効率的な医療」の確保を基本的な考え方に、「医療保険制度の一元化」をはかると制度改革の方向を打ち出している。

そこで提案された一元化が「都道府県単位の一元化」である。医療保険制度の一元化や一本化は、全国知事会や市町村会の要求である。しかし「全国単位」にそれを進めるという立場を試案はとらない。むしろ、政管健保について「全国一本の制度であるため、医療費の地域特性を反映した保険運営やきめ細やかな被保険者サービスが困難になっている」と、はっきりと全国単位の一元化・一本化を否定している。そして全国単位ではなく、都道府県単位の再編・統合を試案は提起し、その理由として「保険者として安定的な運営ができる規模が必要であること」、「各都道府県において医療計画が策定されていること」「医療サービスはおおむね都道府県の中で提供されている実態があること」をあげる。そうして提案された保険者再編・統合は、国保だけを対象にしたものではなく、政管健保や健保組合も対象に可能な限りの都道府県化や地域保険型がうたわれた。後期高齢者医療制度もこの試案でより具体的に提案されている。

このように試案は、今日の国保都道府県化にも直結する制度改革方針であり、後の医療制度改革の方向性を決定づけるものとなった。

●後期高齢者医療制度と都道府県の医療費抑制主体化路線

厚労省の提案する一元化の範囲が都道府県にとどめられたのは、地方分権改革の圧力が背景にあるからと考えられる。地方自治体が構造改革推進主体にならざるをえない流れをつくるのが地方分権である。それを医療分野に置き換えれば、地方自治体を「経済状況と均衡のとれた」医療政策を展開する主体にしていくこと、すなわち「医療費抑制主体化」を進めることになるのである。そしてその主体として選ばれたのが、医療計画を策定する都道府県だった。

一九八五年の改正医療法以降、都道府県は医療計画を通じて提供体制にかかわる政策を担ってきた。こうした基礎のうえに小泉構造改革は都道府県による医療費管理・抑制の仕組みづくりをはかったのである。

小泉政権はその実現のため、二つの法律（「高齢者の医療の確保に関する法律」（以下、高齢者医療確保法）と「良質な医療を提供する体制の確立を図るための医療法等の一部を改正する法律」）を中心とした医療保険制度改革関連法の成立をめざした。その理屈と進め方はこうである。

まず、退治すべき標的＝医療費増加要因として、二つの主敵を設定する。「入院医療費」と「生活習慣病」である。

日本の医療制度の持続可能性を脅すものの一つが、入院医療費の増加である。その主な原因に「高齢者の入院」をあげ、療養病床の廃止・縮小を進める。さらに、別建ての保険制度（後期高齢者医療制度）をつくって高齢者の医療給付を抑制しやすくする。新しい高齢者保険では青天井の給付（必要充足型給付）を可能な限りなくす。

もう一つの敵、生活習慣病は適切な健康管理によって予防可能であり、したがって、若いうちから健康管理させる必要がある。そこで、メタボリックシンドロームに健診項目を特化した特定健康診査・特定保健指導を制度化し、健診を受けない被保険者が多く存在する保険者には、財政的ペナルティを与える。

そして、それらの新たな仕組みを用いて、「医療費適正化政策」を推進する母体に都道府県を据えるのである。

改革の具体的内容として、特定健康診査・特定保健指導にふれておきたい。[*6] この仕組みづくりは、構造改革推進のための思想宣伝と一体的に進められたことが特徴である。

国は、メディアを動員した健康の自己責任論キャンペーン（あるいは健康の義務化キャンペーン）とでも呼ぶべき思想攻撃（「メタボ」の人は自堕落だといわんばかりの）を展開した。健康の自己責任論を最も直接的に体現したのが、基本健康診査（市民健診）の廃止・保険者による特定健康診査・特定保健指導の創設だった。

●健康の義務化路線――「特定健康診査・特定保健指導」

それまで、「早期発見・早期治療」をスローガンに市町村が公衆衛生施策として実施してきた基本健康診査は廃止され、保険者に健診実施義務を負わせる特定健康診査（それを通した生活習慣病患者・予備群のスクリーニング）と特定保健指導制度が導入された。スローガンは「早期介入・行動変容」である。人々の健康よりも医療費の適正化に重きをおき、「健康は国民の義務」であるかのように描きだしたのである。このことが地域保健・公衆衛生施策にもたらしたものは大きい。当時、自治体の公衆衛生・地域保健施策はすでに後退局面にあったとはいえ、基本健康診査を通じ、市町村は住民の健康にまつわる課題を発見し、すべての住民の健康を守るための政策アプローチを検討してきたはずである。そのツールはすべて、「保険者」としての仕事、つまりは医療費抑制のための手段に変えられた。市町村施策は後退の危機に陥ることとなったのである。

また、特定健康診査・特定保健指導の実施率による後期高齢者支援金の加減算も制度化され、「健診も受けない被保険者が多い保険者にはペナルティ」を与える仕組みまでが導入された。まさに健康の自己責任論をわかりやすく体現する制度となったのである。

●後期高齢者医療制度の創設

高齢者医療確保法にもとづく後期高齢者医療制度は、廃止運動を巻き起こした。当事者である高齢者の怒りは凄まじく、とりわけその矛先は「年齢区分」や保険料の「年金天引き」制度の導入に向けられた。しかし、この制度がもつ性格のうち、見過ごせないのは、運営主体が都道府県に創設する広域連合とされたことだ。言い換えれば、その財政が都道府県単位とされたことである。この財政構造は介護保険型であり、「公費五：若年世代四：被保険者一」（図表1）に負担割合は定率化され、給付と負担の完全なリンク制度（閉鎖的な財政システム）が導入されたのである。

また、老人保健制度時代には交付対象となっていなかった資格証明書も制度化され、給付と負担の公平論が高齢者に対しても強調されることとなった。さらに、七五歳以上専用の「包括点数」による診療報酬点数である後期高齢者診療料まで創設された（後に廃止）[*7]。

図表1　5：4：1——後期高齢者医療の財政構造

公費　50% （国　都道府県　市町村 4：1：1）	若年世代　40% （〜74歳）	被保険者 10% （75歳以上）

図表2　都道府県医療費適正化計画：第1期の数値目標

項　目	目　標
特定健康診査の実施率に関する数値目標	2012年度において40歳～74歳までの対象者の70%以上
特定保健指導の実施率に関する数値目標	2012年度において当該年度における保健指導が必要と判定された対象者の45%以上
メタボリックシンドロームの該当者および予備群の減少率	2015年時点で2008年に比べ25%減少という政策目標から，2012年時点の目標値を算出し，10%
療養病床の病床数	医療療養病床数－医療療養から介護保険施設に転換・削減する見込み数＋介護療養病床から医療療養へ転換する見込数（いずれも2006年時点の各都道府県での数）に実情を加味した数
平均在院日数	2006年度の各都道府県の平均在院日数と，最も短い都道府県の平均在院日数との差を，2012年度までに1/3，2015年度までに1/2を減じる

注）2013年度からの第２期目標は，地域主権の考え方にもとづき，都道府県が自主的に設定すべきものとされ，あくまで目安に変更されている。療養病床に関する目標は国から示されず，代わってたばこ対策，後発医薬品の使用促進が示された。

●都道府県医療費適正化計画

後期高齢者医療制度の広域連合は市町村によって構成され、都道府県自身が加入することにはなっていない。しかし、都道府県を圏内の医療費を適正化する主体として明確に位置づける制度が導入された。高齢者医療確保法で、都道府県に策定義務を課した「都道府県医療費適正化計画」がそれである。これは、文字どおり都道府県が中心となって「医療費を適正化」するための計画である。五年を一期とした策定が求められ、第一期（二〇〇八～一二年）をすでに終え、現在は第二期（二〇一三～一七年）の最中である。第一期計画に盛りこむべき目標として、国は大きく二つの柱を設定した。①住民の健康の保持の推進に関する目標として、特定健康診査・特定保健指導の実施率とメタボリックシンドロームの該当者および予備群の減少率に関する数値目標、②医

資料2　診療報酬の特例（高齢者の医療の確保に関する法律）

第十四条　厚生労働大臣は，第十二条第三項の評価の結果，第八条第四項第二号及び各都道府県における第九条第三項第二号に掲げる目標を達成し，医療費適正化を推進するために必要があると認めるときは，一の都道府県の区域内における診療報酬について，地域の実情を踏まえつつ，適切な医療を各都道府県間において公平に提供する観点から見て合理的であると認められる範囲内において，他の都道府県の区域内における診療報酬と異なる定めをすることができる。

2　厚生労働大臣は，前項の定めをするに当たつては，あらかじめ，関係都道府県知事に協議するものとする。

療の効率的な推進に関する目標として、療養病床の病床数と平均在院日数の短縮である（図表2）。これらの取り組みの成果は「費用の見通し」として書きこむことが求められた。計画推進にあたってはPDCAサイクル[*8]が強調され、計画の達成状況を中間評価・最終評価し、目標達成に向けた計画の見直しも求められることとなった。

さらに、実績評価の結果、厚労大臣が必要と認めるときには「一の都道府県の区域内における診療報酬について」「他の都道府県の区域内における診療報酬と異なる定めをする」ことができるとの規定も盛りこまれた。仮にA県独自の医療費増加の原因があったとして、その解決のためには、他県とは違う診療報酬の設定さえ辞さないという構えである（資料2）。

ちなみに第一期計画期間の実績評価によると、四七都道府県の医療費総額は、その見通しが計画初年度（二〇〇八年）の三四・五兆円が二〇一二年に三九・五兆円となるところが、計画にもとづく取り組みによって〇・九兆円の適正化効果で三八・六兆円に抑えることができると見込まれていた。これに対し、実際の二〇一二年の四七都道府県の医療費（実績・概算医療費）[*9]は、三八・四兆円となり、見込みよりもさらに〇・二兆円、合計一・一兆円が適正化されたという。[*10]

実績評価ではこの結果を、平均在院日数短縮の効果ととらえているようである。しかし、在院日数の短縮自体は、医療費適正化計画ではなく、診療報酬政策を中心とする他施策による誘導の結果によるものであろう。そもそもこの計画自体にはなんの強制力もないからである。しかし、この計画は「小さく生んで大きく育てる」ものであるようで、今再び、表舞台に姿を現し、その見直しが改革の焦点の一つになってきている（後述）。

●構造改革への怒りが政権交代を生み、構造改革政治の修正へ

この時期、二〇〇六年診療報酬改定でリハビリテーション医療の日数制限が導入され、医療者・患者の抵抗運動が起こった。日数制限の導入は出来高払いで必要な医療を必要なだけ保険給付する制度に決して小さくない風穴を開けるものだった。障害者福祉分野では、支援費制度から障害者自立支援法がスタートし、過酷な応益負担原則に対する当事者運動が沸き起こったのである。

こうした医療・福祉分野における構造改革を象徴する、リハビリの算定日数制限・障害者自立支援法・後期高齢者医療制度をめぐる運動や、「年越し派遣村」に象徴される貧困・格差拡大への激しい国民的な怒りは、小泉退陣以降の安倍・福田・麻生のすべての政権を短命で終わらせ、自公政権は野党に転落した。野党転落前の自公政権下では構造改革政治そのものの修正が余儀なくされ、続く民主党政権も少なくとも当初は、構造改革そのものの転換を打ち出していた。このため、再び、日本における構造改革政治の猛攻

がはじまるのは二〇一二年の第二次安倍政権誕生以降となる。

(4) 安倍政権下の医療・社会保障改革――都道府県化＋産業化

民主党政権の退陣で与党に返り咲いた安倍政権は、医療・社会保障制度分野でも、構造改革路線を突き進んでいる。安倍改革の下地には小泉改革が築いた都道府県単位の医療費抑制路線がある。安倍政権はこれをさらに深化させる方向に進んでいる。加えて、そうした医療費抑制と「医療・介護の成長産業化」を二正面の課題に据えていることも特徴である。

この政権のもとで、国保の都道府県化がついに現実の政治日程にのぼったのである。

●給付抑制と成長産業化――二正面作戦での改革

安倍政権の社会保障制度改革は二正面作戦である。

一つは、医療・介護給付抑制の強化をめざす、保険制度（医療保険や介護保険制度）と提供体制の改変である。

これは、民主党が構造改革路線に回帰した菅政権時の「社会保障・税一体改革大綱」（二〇一二年二月）を直接の出発点に、「社会保障制度改革推進法」（二〇一二年八月）、「社会保障制度改革国民会議報告書」（二〇一三年八月。以下「国民会議報告」）、プログラム法といくつかの段階を経て進行中である新自由主義改革としての社会保障制度改革である。ここに国保の都道府県化は埋めこまれている。

二つめは、アベノミクス――成長戦略における医療・介護分野の成長産業化である。『『日本再興戦略』改訂二〇一四―未来への挑戦』（二〇一四年六月）は、「稼ぐ力」の日本をめざし、「新たな成長エンジン」として健康・医療産業を位置づけた。保険給付外サービスを担うヘルスケア産業の育成と市場拡大、医療分野の先端的研究開発、医療システムの輸出等を提起し、その障壁となるあらゆる規制に穴を開けようとしている。

本章のテーマからは逸れるが、あらかじめ少しふれておきたいのは混合診療の位置づけである。今回の医療保険制度改革で国保都道府県化とともに混合診療の拡大策（保険外併用療養費制度[*11]への「患者申出療養」新設）が盛りこまれている。混合診療は保険給付する医療と保険で給付されない医療を二階建てで提供する（保険診療と自由診療の混合）もので、個々人の経済能力如何で受けられる医療に差を生むため、原則禁止されてきた。しかし、現実には「保険外併用療養費制度」として、保険収載されていない先進医療等「保険導入を前提」とした「評価療養」と、差額ベッド代を含む「選定療養」が制度化され、混合診療禁止原則にはすでに穴が開けられてきたのである。

そもそも今回の改革に混合診療解禁が取り上げられたのは、成長戦略上の必要性からだった。「健康・医療戦略」（二〇一四年七月二二日）は、経済成長のための「先端的研究開発」や「新産業創出・活性化」をめざすものである。新薬や新たな治療法等の開発には臨床データが必要であり、「治験」（臨床試験）が必須となる。成長戦略に混合診療の拡大が盛りこまれた意味は、主にこの臨床データ確保策の拡大であろう。製薬メーカーや医療機器産業からみれば、保険外併用療養費制度における「先進医療」は、いわば公的医療保険財政を使って臨床データの収集を可能にする仕組みであり、その拡充は結局、健康・医療戦略の求める研究開発に資するのである。それに加えて、政府の規制改革会議（議長：岡素之・住友商事相談役）は、二〇一四年五月二八日に「選択療養（仮称）」なる新たな混合診療拡大策を提案した。これは、患者と医師の合意があれば、たとえば海外で承認されている国内未承認薬を混合診療で使用できるとするものだった。日本医師会はじめ医療団体・患者団体は、安全性の担保がないなどと批判を展開し、その結果、安倍政権による新たな混合診療解禁策は、患者申出療養（仮称）に落ち着いたのである。

患者申出療養（仮称）は、先進医療の適格基準対象外患者（通常の臨床研究の対象にできないハイリスク患者）への保険給付外の医療を提供するものであり、そもそもデータ確保に役立つものではなく、混合診療全面解禁への蟻の一穴をねらったものでない限り、成長戦略上も有効とは思えない代物である。ただし、国の示す制度概要をみると決して楽観できる内容ではない。「困難な病気と闘う患者からの申出を起点」に、日本では使用が認められていない医薬品等、あるいは、使用は認められているものの「適用外」とされている医薬品等を混合診療で使用できるようにする仕組みである。そこには二通りの道程が準備されている。一つは、それが患者申出療養として、はじめての治療である場合である。このケースでは、申出を受けるのは先の医療・介護総合確保法で法制化された高度医療拠点である「臨床研究中核病院」である。同病院は国に対してその使用を申請し、「原則六週間」という破格の短期間（現行の評価療養の承認はおおむね六か月から七か月）で承認を得て治療を実施する。もう一つは、その治療がすでに患者申出療養として実施された実績のある場合である。このケースでは、申出を受けるのは「身近な医療機関」である。申出を受けた医療機関は臨床研究中核病院に申請し、原則二週間で承認を得る。審査期間の短縮化や「身近な医療機関」で混合診療を使用できる枠組みをつくることでの一般化というねらいがうかがえる。

こうした混合診療をめぐる以上の経過には、今の医療制度改革の進み方の特質がよく表れている。すなわち成長戦略の文脈で当初提示された医療改革は、最初は最もラディカルな形をとるが、実際に厚労省の具体提案にまとめられた段階では、ややソフトな（あるいは中途半端な）ものにとりあえず落ち着くのである。これは、産業化と給付抑制策という二つの課題が絡み合いながら現実の制度・政策へ形成される過程で、省庁間の力関係や業界団体・運動団体の批判といった政治的背景により、結果として（あくまで政権の本意を可能な限り損なわない範囲での）修正や表現の変更を伴うことにならざるをえないからである（この後に述べる国保改革でも同様の事態が起こっている）。

だからこそ、私たちは安倍政権の本当のねらい（最悪のシナリオ）と現実に出された制度改革提案に生じている差異を見極めること、そして差異に気をとられ本当のねらいを見失い評価を誤らない努力が必要になるのである。

●基礎工事としての理念の変質――二つの解体・変質

今回の改革を進めるにあたっては、とりわけ二つの問題について、理念の解体・変質が行われている。

その基礎工事を担ったのは、「国民会議報告」である。「国民会議報告」のもたらした二つの解体・変質とは、以下である。①社会保障制度の「定義」を改変したことである。「国民会議報告」は、日本の社会保障制度を自助・共助・公助の最適な組み合わせと定義し、国の責任による社会保障という枠組みを否定した。そして、②「社会保険制度」の定義の変更である。「国民会議報告」は社会保険を「共助」（国民の助け合い）に位置づけ直し、「負担の見返りとしての給付」と明記した。国民皆保険の成立以降、社会保険制度は国家の責務としての医療保障を具体化する（いつでも、どこでも、誰でもが、保険証一枚で必要な医療を必要なだけ受けられるようにする）「手段」として採用されている。しかし実際には、市町村国保の現場では、「給付と負担の公平論」が幅を利かせ、負担が給付（医療提供）の必須条件であるかのように歪曲され、保険主義が跋扈する実態が拡大してきた。「国民会議報告」はその実態を追認し、「理念化」し、定義したのである。そもそも強制加入なのに助け合いだというのは矛盾した話だが、こうして社会保障制度としての社会保険は改変されたのである。

●医療・介護総合確保法による医療・介護サービス提供体制改革

基礎工事で理念を変質させ、それを土台に進められる医療改革にとって、重要な第一段階となるのが医療・介護総合確保法による医療・介護サービスの提供体制改革である（図表3）。

この改革は、「川上」と「川下」の一体的な改革[*12]と呼ばれている。川上改革は入院医療を主な対象とし、川下改革とは「地域包括ケアシステム構築」をめざして、在宅医療や介護サービス、あるいは生活支援サ

図表3　国の考える2025年の医療・介護の姿

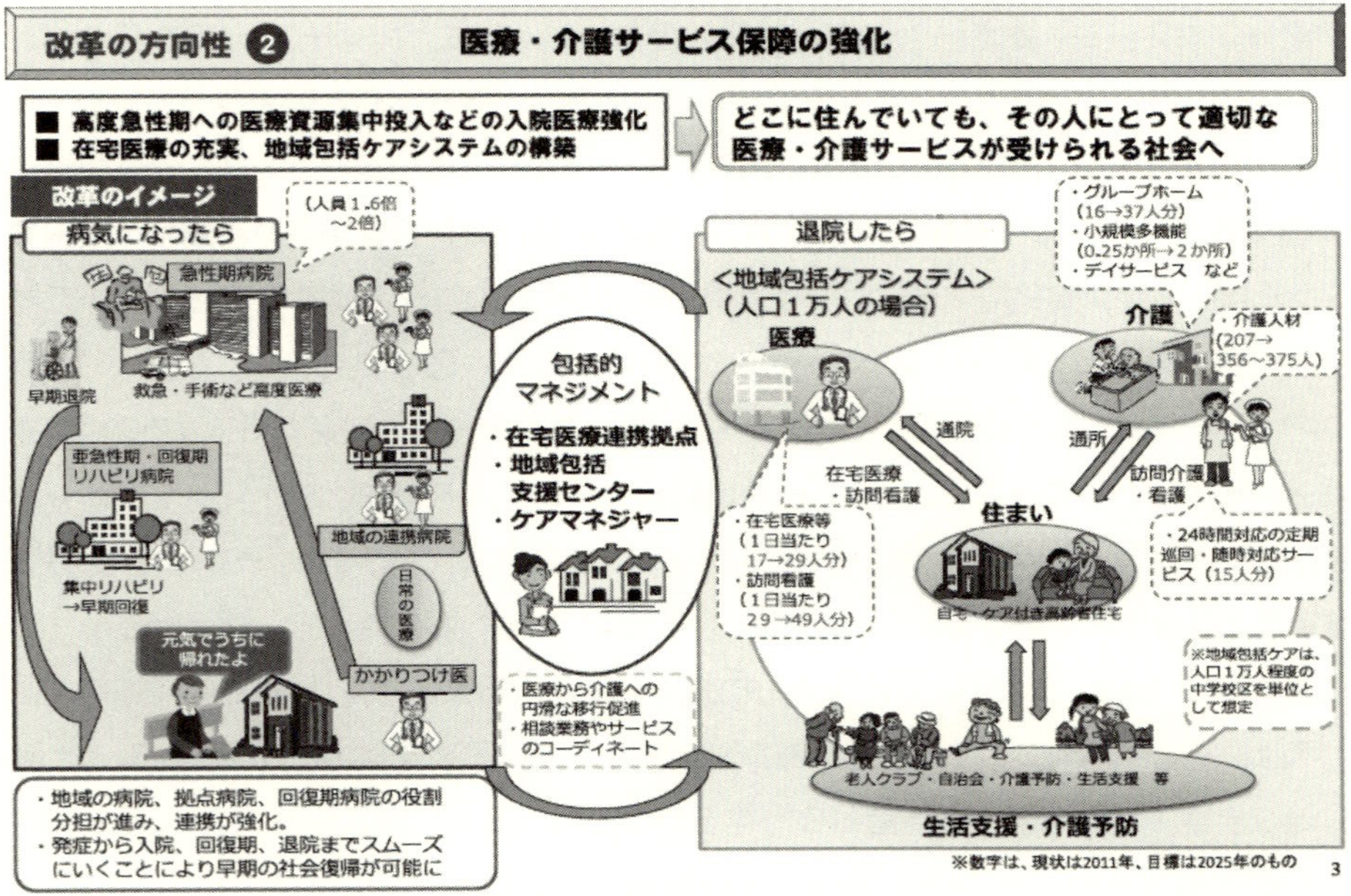

出典）厚生労働省「社会保障改革で目指す将来像～未来への投資（子ども・子育て支援）の強化と貧困・格差対策の強化」2011年12月５日。

ービスの推進等、地域保健や社会福祉も含めた、地域資源の見直し・開発を対象とする。

①「川上」の改革――病床機能分化と地域医療構想の策定

入院医療改革の中心テーマは「病床機能分化」である。病床とは入院のためベッドのことで、その機能分化は、ベッドの役割を分ける、すなわちそれぞれの病院のベッドが地域で果たす役割を明確に区別する、という意味になる。「機能分化」という発想は、一九八〇年代に医療法が改正され、都道府県による地域医療計画策定がはじまった時期から、すでに国の問題意識にあった。地域に複数の病院があり、そのいずれもが同じような患者を対象に、同じような医療を提供している。あるいは急性期を担うべき病院に、急性期とはいえない病期の患者が入院している。こうした非効率性が国の医療にかかる負担を重くしている。このように考える国にとって機能分化こそが、その解決策なのである。

二〇一四年一〇月一日にスタートした病床機能報告制度はその第一歩である。各病院が、自らもつ病床機能を都道府県に報告し、報告を受けた都道府県は地域医療構想を策定（二〇一五年度以降）し、二〇二五年度に必要な圏内（構想区域≒二次医療圏）の病床数を機能別に設定して、効率的な医療提供体制を実現する、という構想である。国にとって効率的な医療提供体制の実現とは、必ずしも病床数削減を意味するものではないとの見方もある。しかし実際に国自身がこうした改革によって病床数自体も抑制できると見込むデータを示したことはある（国はかつて現状投影シナリオによる二〇二五年の一般病床数「一二九万床」を改革によって「一〇三万床」に抑制できるとの試算を示した。社会保障改革に関する集中検討会議［第一〇回」二〇一一年六月二日）。

さらに、機能分化は各病床に入院する患者像を厳格に区分することにつながるため、患者は早期に「ふさわしい」機能のある病床への転院や在宅復帰を促され、結果、平均在院日数短縮も見込むことができる。こうした地域医療構想の実現や地域包括ケアシステム構築に向けた在宅医療の推進に関し、新たな財政措置として都道府県に設置された「地域医療介護総合確保基金」[*13]を活用する。

② 「川下」の改革――地域包括ケアシステム

川下の改革は、川上から流れてきた患者の受け皿として、地域包括ケアシステムを構築する。「在宅医療」「医療・介護連携」の強化がいわれ、介護保険制度による包括支援事業に「在宅医療・介護連携拠点」（医療版地域包括支援センターのようなもの）を、地域の医師会等に委託することが盛りこまれている。一方で介護保険法改正により、要支援1・2と判定された人の（予防）訪問・通所介護サービスを保険給付から除外し、その受け皿として地域支援事業を強化することも法定化された。だが、その強化方向自体が、地域の互助を再生して社会資源にするという現実可能性に疑問がある内容で、国の責任による医療・介護保障といった観点がきわめて乏しいものである。

③ フリーアクセスの制限

病床の機能分化と裏表一体の課題として、患者のフリーアクセス制限が今後いっそう重視される可能性が高い。

「国民会議報告」は、現在の国民皆保険体制における「いつでも、好きなところで、お金の心配をせずに、求める医療を受けることができる」医療から、「必要なときに適切な医療を適切な場所で最小の費用で受ける」医療への転換をうたった。さらに、患者にも効率的で無駄のない受診行動を求め、できる限り入院させず、したとしても期間を縮小し、介護保険サービス中心の「在宅受け皿」へ移行させようとしているのである。医療・介護総合確保法における医療法改正では、国民に対して「良質かつ適切な医療の効率的な提供に資するよう」、機能分化・分担の意義をよく理解して、「医療に関する選択を適切に行い、医療を適切に受けるよう」努力義務さえ課しているのである。また、二〇一五年通常国会の医療保険制度改革案には、紹介状なしの大病院外来受診への定額負担導入も盛りこまれている。

国は、長きにわたり、「機能分化」を柱に据え、都道府県による医療提供体制改革を通した医療費抑制体制（＝都道府県の医療費抑制主体化）を着実につくってきた。以上みてきたように、今回の医療制度改革はその総仕上げと呼ぶにふさわしい規模と質を兼ね備えた大転換なのである。

なお、地域医療構想を現実化し、なおかつ医療の成長産業化を進めることのできる仕掛けづくりとして、以上のほかにも非営利ホールディングカンパニー型法人構想などの検討が進められている（第2章以降で詳述されているのでお読みいただきたい）。

4　医療費総額管理と国保都道府県化がもたらすもの

構造改革政治のはじまりとともに、日本の医療制度構造改革は本格化し、現在、安倍政権は皆保険体制解体への具体的作業に着手しはじめている。前項の医療・介護総合確保法による提供体制改革はその第一段階＝「中間地点」である。

都道府県を主体に医療費抑制のための提供体制改革を進めつつ、同じ都道府県に国保の財政責任も担わせる。この改革の枠組みはこの後述べる「医療費総額管理制度」（都道府県に対し、かかる医療費を国の考える「標準的な医療費」に収めることを義務づける）の創設によって完成するのである。一方で、介護保険給付の対象者縮小が実施され、混合診療の拡大や医療の保険給付範囲の限定化を進め、公的保険で受け止められないニーズをいわゆるヘルスケア産業に受け止めさせる。これが、安倍政権が描いているシナリオであり、私たちにとっての「最悪のシナリオ」である。

(1)　都道府県医療費適正化計画の改正による「医療費総額管理」

医療費総額管理の提案は、安倍政権になって活動を復活させた経済財政諮問会議（座長・安倍晋三首相）による「骨太方針二〇一四」（経済財政運営と改革の基本方針）に書きこまれた。そこには、「平成二七年の医療保険制度改正に向け、都道府県による地域医療構想と整合的な医療費の水準や医療の提供に関する目標が設定され、その実現のための取り組みが加速されるよう、医療費適正化計画の見直しを検討する」とある。

この構想は、二〇一四年四月二二日の経済財政諮問会議で麻生太郎副総理から提案された。その骨格はおおむね次のようなものである。

①医療費の少ない都道府県を「標準集団」として定める。
②標準集団と、各都道府県の年齢・人口構成等を補正して、各都道府県の医療需要を算定する。
③実際の医療費と②の乖離の原因（たとえば後発医薬品使用割合）について、レセプト（診療報酬請求データを用いて明らかにし、「妥当な医療支出目標」を設定する。
④その目標設定に向け、医療費を支出する。
⑤保険者レベルでも、支出目標を設定（資料には、フランスの医療費支出国家目標制度［ＯＮＤＡＭ］同様の支出目標制度の実施だとされている）し、その達成度合いに応じた後期高齢者支援金の加減算を行い、医療費適正化のインセンティブを付与する。

すでに国レベルの審議会[*14]が議論を重ね、「標準的な医療費支出」を算出するための準備が進められている。実は、病床機能報告制度もその一環である。これは、病床機能別・病棟単位のレセプトデータを国が

図表4　病床機能報告制度における集計等の作業

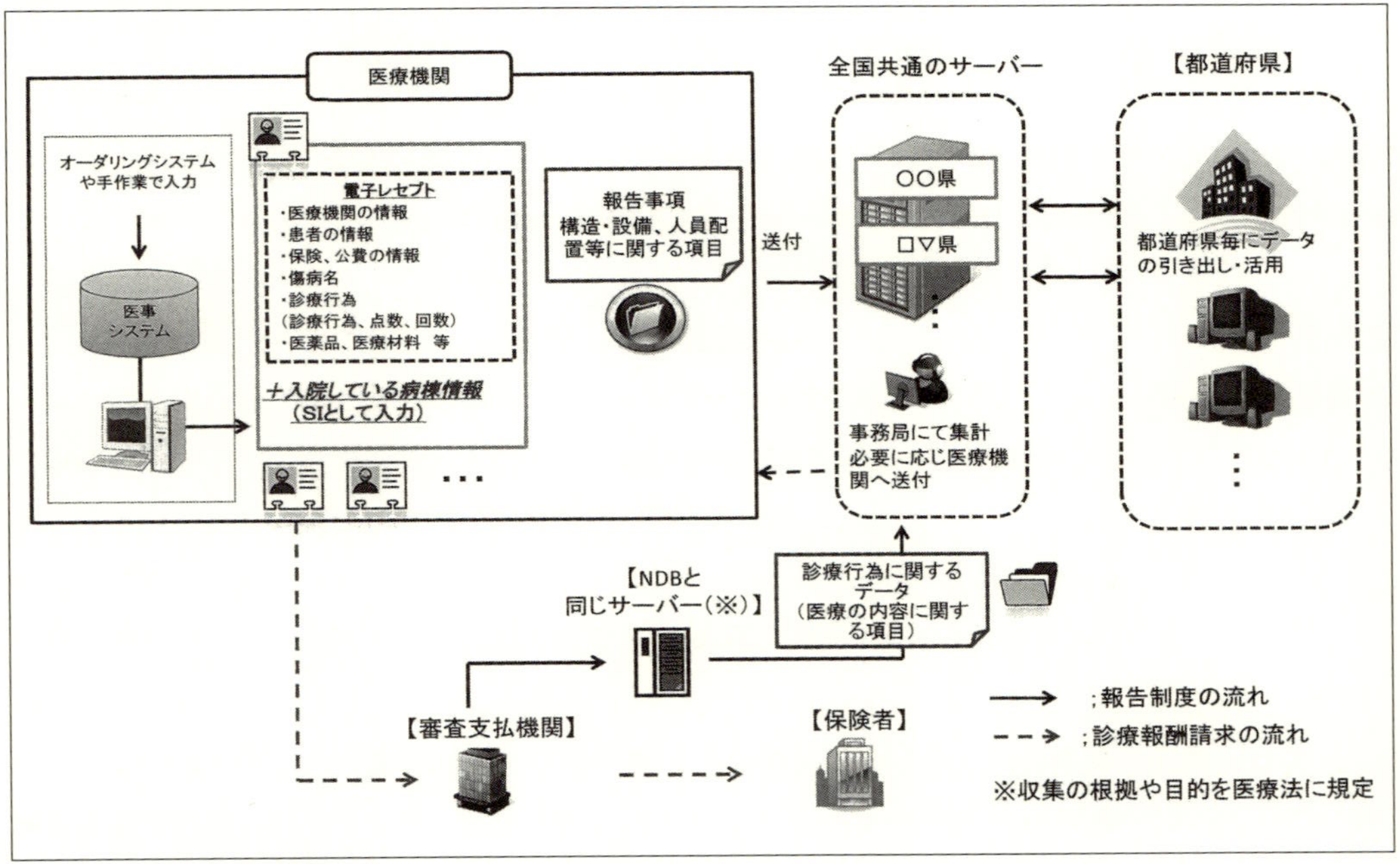

出典）第10回病床機能情報の報告・提供の具体的なあり方に関する検討会・参考資料，2014年２月26日。

資料3 「骨太方針2001」 (3) 医療費総額の伸びの抑制

（2）の「医療サービス効率化プログラム（仮称）」等の改革を推進することにより，医療の質を落とさずに，コストを下げることによって，「価値」ある医療制度を実現し，医療費総額の伸びの抑制を行う。

また医療費，特に高齢化の進展に伴って増加する老人医療費については，経済の動向と大きく乖離しないよう，目標となる医療費の伸び率を設定し，その伸びを抑制するための新たな枠組みを構築する。

あわせて高齢者医療制度などについて，費用負担の仕組みをはじめ，そのあり方を見直していく。

手に入れるためのシステムでもある（図表4）。病床機能報告における各医療機関の報告先は都道府県とされるが、図をみる限り報告先は「国のつくった共通サーバー」である。

都道府県単位の医療費総額管理は、実際のシステムとしては後述の「都道府県医療費適正化計画」のバージョンアップとして提案されている。

(2) 都道府県単位の医療保険構想と医療費総額管理

そもそも、都道府県単位の医療保険再編は、二〇〇一年頃に活発化した高齢者医療制度改革論の経過のなかでも構想されていた。二〇〇一年、小泉政権下における「骨太方針二〇〇一」（今後の経済財政運営及び経済社会の構造改革に関する基本方針）で、「医療費総額の伸びの抑制」が提起され、高齢者医療制度のあり方の見直しも明記された（資料3）。この「骨太方針」には「都道府県単位」と明記されていないものの、厚生省・与党・日本医師会・保険者団体は相次いで、競い合って高齢者医療制度改革案を提案し、「保険者はいずれ都道府県」というムードがつくられた。「突き抜け型」（同一保険者内での財政調整）や「独立型」（別建ての保険を創設する）といった議論があったが、忘れてならないことは、「医療費総額の伸びの抑制」(「医療サービス効率化プログラム(仮称)」と呼ばれていた)と都道府県単位の医療保険制度が一体的に検討され、その後の小泉改革に至った事実である。つまり、都道府県化はもともと、医療費総額管理制度と高い親和性のある構想なのである。したがって国にとって、今進められている市町村国保の都道府県化の目的は、都道府県単位の医療費総額管理システムの完成をもって成就するものと考えられるだろう。

(3) 地域保険へのいくつかの経路

都道府県化の流れは、おそらく国保にとどまるものではない。小泉改革では政府管掌健康保険が協会けんぽに再編され、その財政・運営が都道府県単位になった。何度も述べたように、後期高齢者医療制度も都道府県単位の制度である。国は国保にとどまらず、地域保険の創設をめざしてきたのであり、国保の都道府県化はその一環であるとの見方ができるだろう。

今日までに、国は複数の経路から国保の都道府県化をめざしてきたと考えられる。

第一に、後期高齢者医療ルートである。これは後期高齢者医療制度を入口にして、いつかの時点で国保全体を都道府県化する方法である。

第二に、財政一元化による既成事実化ルートである。二〇一〇年の国保法改正により、都道府県が「広域化等支援方針」を策定するようになった。これにより、一件三〇万円を超えるレセプトについては市町村が拠出して共同でつくった財布から支払う「保険財政共同安定化事業」の対象医療費を一円以上にまで引き下げ、八〇万円以上の高額医療費管理事業と合わせて、事実上保険財政を都道府県化する方法である。

また、後期高齢者医療制度の廃止を公約し、政権を奪取した民主党時代に同制度廃止後の新制度として国が示した高齢者医療制度改革会議最終とりまとめ（二〇一〇年一二月一〇日）がある。今回の医療保険制度改革案が明らかになるまでは、これが国の示した最新の公式文書であった。報告書は、後期高齢者医療制度廃止をテコに国保の都道府県化をめざすという性格を帯びていた。

このように国保都道府県化は、国の一貫した方針である。

すでに第二の財政一元化による既成事実化ルートでの国保財政の都道府県化は着々と進められてきたにもかかわらず、今回あらためて都道府県を主体とした国保への再編が提起されたのは、提供体制改革と医療費総額管理とを一体化し、名実ともにそのねらいを貫徹させるためにほかならない。

(4)「医療保険制度改革」と国保都道府県化

国保改革を中心とした医療保険制度改革については、厚労省の社会保障審議会・医療保険部会で協議される一方、国民健康保険制度の基盤強化に関する国と地方の協議（国保基盤強化協議会）が、二〇一四年八月に「国民健康保険の見直しについて（中間整理）」を示し、すでに国の構想は明らかになってきていた。

総選挙をはさんだ二〇一五年一月一三日、国は社会保障制度改革推進本部で「医療保険制度改革骨子」（以下、「骨子」）を決定した。

しかし改革案は、実のところ国が公表していない「医療保険制度改革試案」（以下、「試案」）という文書も存在している。これは、当初二〇一四年一一月一三日公表予定でまとめられたものの、安倍首相の突然の国会解散・総選挙突入により、公表が見送られたものである。この「試案」は「骨子」よりもはるかに分量も多く、今回の保険制度改革の目的やねらいが詳述されている。これに対し、「骨子」は実に簡潔なものである。

ここでは、「骨子」「試案」両方を眺めながら、国が構想する国保の都道府県化を中心とした医療保険制度改革の姿を整理し、検討してみたい。

●提供体制改革と一体で進む都道府県化

「骨子」は、改革の目的についてさほど言及しておらず、「持続可能な制度の構築」と「国民皆保険制度」の「堅持」を掲げるにとどまっている。

これに対し、「試案」では「改革の背景」や「改革の方向性」として、医療・介護サービス提供体制改革（病床機能分化と地域包括ケアシステム構築）の推進に向けた都道府県の役割強化にあわせて、都道府県が医療提供体制と医療保険の両面において自主性・主体性を発揮できる体制を構築すると述べ、提供体制改革と国保都道府県化が一体的なものであることを明確に語っている。

●国民健康保険の安定化――「構造問題」への対応と追加公費

「骨子」の冒頭に掲げられているのが「国民健康保険の安定化」である。これは「国保構造問題」への対応である。

自治体サイドは長く、構造問題解決には公費増額が必要だと要望してきた。

国保の「構造問題」とは、①低所得者が多い、②年齢構成が高いこと等で医療費水準が高い、③所得に占める保険料が重いなど、制度設計上かかえている問題を指している。それによって生じる具体的問題としては、小規模保険者は高額な給付の発生で財政危機に陥りやすい、（国庫負担が引き下げられつづけてきたため）市町村が一般会計から繰入（法定外繰入）を行わなければ保険料が高額になる、といったことなどがあげられる。今回の改革にあたり、構造問題へ国がどのような手当をするか（国がどれだけ公費を追加投入するか）が、改革内容について国と自治体が合意できるか否かの分水嶺となってきた。

「骨子」は二〇一五年度から一体改革以来の約束である約一七〇〇億円（保険者支援制度の拡充）を投入、同時に二〇一七年度（平成二九年度）時点でさらに約一七〇〇億円を追加投入し、総額三四〇〇億円の投入を金額で明記した。三四〇〇億円の使途には一定のルールがはめこまれるため、単純な見通しが禁物なのはもちろんだが、この金額は二〇一二年度の全市町村国保の単年度赤字を相殺しうる規模となっている。[*15]

子育て支援として、保険料算定における均等割から子どもを除外することも検討されているという。一方で、国は追加公費の使途について医療費適正化に向けた取り組み支援とあわせ、財政安定化基金創設も打ち出している。

三四〇〇億円の投入について、都道府県知事会は「まだまだ不十分」、日本医師会は「大賛成」と表明する一方、追加公費一七〇〇億円の財源捻出先となる後期高齢者支援金の「全面総報酬制[*16]」導入で負担増となる健保連側は反対を表明している。

●都道府県化した国保の具体的枠組み

①都道府県が財政運営の責任主体

「骨子」は、「平成三〇年度から、都道府県が財政運営の責任主体」となり、国保運営の中心を担うとする。一方の「試案」も、「小規模な保険者の多い従来の国保について、公費拡充、財政運営責任等の都道府県移行等により、制度の安定化を図る」と述べ、「財政運営の責任主体としての位置づけの明確化」をはかるとする。

②医療費の支え合いの強化

「試案」は「国保について、国・都道府県・市町村が応分の負担を果たす体制を構築する」として、国が「公費の効果的・効率的な拡充による国保の財政基盤の強化」、都道府県が「財政運営の責任主体としての位置づけの明確化」、市町村が「都道府県内の医療費を市町村ごとの医療費水準等に応じて支え合う」と整理している。

また、現在市町村ごとの所得水準を調整している国の普通調整交付金について、都道府県間の所得水準を調整するように見直すとする。

③保険料は「分賦金」方式

前記の「市町村ごとの医療費水準等に応じて」は重要な部分である。国保が都道府県化されると、保険料が平準化されるため、従来医療費水準が低いために保険料も相対的に低かった市町村の保険料が大きく引き上げられるのではないか、という不安が示されてきた。

これに対して、今回提案されたのは「分賦金」方式である。

「骨子」は、「都道府県が医療費の見込みを立て、市町村ごとの分賦金の額を決定」するとした。同時に「市町村ごとの分賦金の額は、市町村ごとの医療費水準及び所得水準を反映する」と述べている（ただし都道府県は市町村ごとの標準保険料率の設定は行う）。その分賦金を、市町村が都道府県に納めるべく、保険料率を決定し、被保険者に保険料賦課・徴収する。

これらの記述からつかめるのは、少なくともただちに都道府県内での保険料率・算定式を統一せよ、との提案ではないということである。

ただし、「試案」には「市町村ごとに保険料率を設定することとしつつ、地域の実情に応じて二次医療圏ごと、都道府県ごとに保険料率を一本化することも可能な仕組みとする」との文言もある。なお、届出・申請受付・証明書引き渡しといった「窓口業務」は、市町村が担う。

●医療費適正化計画の見直し――「適正化目標」と保険者機能強化

以上をみる限り、今回の国保改革は予想よりも「マイルド」な印象を受ける。統一保険料が導入されることによる負担増、法定外繰入の禁止が少なくともただちに問題となるわけではない。さらに、三四〇〇億円という公費投入も少額とはいえない。引き続き、市町村が保険料を賦課・徴収し、窓口業務も市町村が担うこともあり、被保険者の実感からは、現状の国保と変わらないものになる可能性が高い。

だからこそ、今確認せねばならないのが、この改革が先行する提供体制改革と一体のものとして位置づけられているという事実である。

提供体制改革と国保改革の関係について、「試案」は、かなりの行数を割いて記している。その「第1　医療保険制度改革の基本的な考え方」では、医療・介護総合確保法の施行で、都道府県は地域医療構想を策定し、病床機能分化・連携と地域包括ケアシステム構築を推進することになる。「医療保険制度においても、都道府県の役割強化と方向性を同じくし」、「医療費の適正化を進めるため」、「都道府県が医療提供体制と医療保険の両面において自主性・主体性を発揮できる体制を構築することが必要である」と強調されている。本論部分「第2　改革の試案」でも、冒頭から「医療機能の分化・連携、地域包括ケアシステムの構築等に向けた都道府県の役割強化」を掲げ、「医療提供体制と医療保険の両面から、医療機能の分化・連携、地域包括ケアシステムの構築を推進する」としている。

今回の国保改革の本当の意図がここにある。

「試案」に比べ、この問題に関する「骨子」の記述はきわめて簡素である。医療費適正化計画の見直しとして、「都道府県が、医療機能の分化・連携、地域包括ケアシステムの構築を図るために策定される地域医療構想と整合的な目標（医療費の水準、医療費の効率的な提供の推進）を計画の中に設定し、国においてこの設定に必要な指標等を定めることとする」。これが、都道府県ごとの医療費総額管理制度に向けた、現時点での国の提案である。

「試案」は、都道府県が地域医療構想と整合的な医療費の水準に関する目標、医療の効率的な提供の推進に関する目標（平均在院日数の短縮、後発医薬品の使用割合等）を設定する旨を法定化すると述べる。そのうえで、医療費の水準に関する目標、医療の効率的な提供の推進に関する目標および健康の保持の推進に関する目標が実績と乖離した場合にその要因分析を行い、必要な対策を検討し、講ずる。さらに、医療費適正化計画は医療計画・地域医療構想、介護保険事業支援計画との整合性をはかるため、計画期間を六年に変更し、かつ進捗状況を毎年度公表するものとする。策定等にあたっては保険者協議会[*17]を参加させ、協議会を通じて保険者に対して協力を要請し、計画の実効性を高めさせるという。

●その他の改革

以上みてきたとおり、今回の医療保険制度改革の主眼は、都道府県による提供体制改革と保険運営を結ぶことで、医療費抑制を推進させることにある。それ以外にも、さまざまなメニューが準備されている。

国保財政への公費投入の財源捻出先となる被用者保険者の後期高齢者支援金の全面総報酬制の段階的導入、後期高齢者医療制度で実施されている「保険料軽減特例」（最大九割）の見直し、被用者保険の保険料負担上限額を現行の一二一万円から一三九万円に引き上げること、所得の高い国保組合の国庫補助を段階的に見直すことも予定されている。さらに、保険給付範囲を見直し、入院時の食事負担について、食材費相当額に加え、調理費相当額も自己負担を求めることや、機能分化推進も視野に紹介状なしで大病院を受診する場合等に原則として定額負担を患者に求めることも法案に盛りこまれる。そして、新たな混合診療拡大策として保険外併用療養費制度に「患者申出療養（仮称）」を創設すること等、である。

(5) 都道府県を軸に医療費を抑制させる仕組みづくりの本格展開

●医療費適正化と財政安定化基金

「医療費の水準」の目標設定という言葉も、「医療費総額管理システム」に比してソフトな印象である。しかし、都道府県知事会はその危険性について「医療費適正化計画の見直しに係る緊急要請」（二〇一五年一月九日）で厳しく批判した。現行の医療費適正化計画に盛りこむことが求められているのは、あくまで医療費の「見通し」であり、「目標」ではないからである。知事会の要請では「一度『目標』を設定してしまえば、それが独り歩きして、様々な場面で都道府県を拘束する懸念がある」と指摘している。

国のねらいは、都道府県が医療保険財政と医療提供体制の両面から医療費抑制を進めることである。そのために国が医療費適正化計画を医療費総額管理の屋台骨と考えていることは明らかであろう。現時点で国は、「目標達成できなくてもペナルティは与えない」として知事会に理解を求めているが、医療費が「見通し」から「目標」になることは、計画が医療費総額管理の仕組みへと大きく近づくことであり、その質が大きく変えられるものにほかならない。

標準的な医療費目標の設定に向けては、前述した国の審議会が議論を進めており、その結果が、具体的な制度設計にどのような影響を与えるのかについても注意が必要であろう。

さらに、財政安定化基金の創設が意味するところも指摘しておきたい。

先行する介護保険・後期高齢者医療制度での「財政安定化基金」は、見込みを超えて給付費が増加し、また保険料収納不足で保険財政の赤字が出る場合、「一般財源から財政補塡をする必要のないよう」、市町村に対して資金の交付・貸付を行うものである。貸付の場合、次の事業運営期間の保険料に償還のための上乗せがなされる。給付増の責任を被保険者に科す仕組みであり、都道府県化した国保の財政構造そのものが、後期高齢者医療等と同様に閉じられた会計システムとなる可能性が高いと考えられる。

こうして、都道府県は医療費適正化計画と閉じられた会計システムで医療費の抑制を否応なく進めることになる。提供体制も、いかに医療費を抑制するかという問題意識で組み立てざるをえなくなる。まさに、小泉構造改革以来の都道府県の医療費抑制主体化が、本格展開されようとしているのである。

●分賦金方式と市町村

医療費抑制の主体化という点では市町村も同様である。医療費水準を反映した分賦金方式は、結果として市町村に抑制的な医療政策を強いる効果を生じかねない。都道府県全体が医療費抑制をめざす状況が生み出されれば、市町村も分賦金額を引き下げるための努力＝保険者機能の発揮を求められることになるからである。

5 必要な医療を必要な人へ
――構造改革路線の転換に向けて

日本における構造改革政治のはじまりから、今日に至る医療制度改革の経緯を踏まえたうえで、今回、国が提示した医療保険制度改革の内容をみてきた。あらためて明らかになったことは、日本の医療制度を誰でも安心して受診できるよりよいものにしていくためには、構造改革路線の転換がどうしても必要だという事実である。そうでなければ、とりわけ必要充足型給付や全国統一給付といった国民皆保険体制の特質を守りぬくことはできない。

先に、国保の構造問題について述べたが、そもそも同じ年齢・所得・世帯構成であっても、居住する地域によって保険料が違うという状況は、是正されるべき矛盾である。しかしだからといって、都道府県単位（全国単位でも同じだが）に財政運営を広域化して、「保険料率」を一本化したとき、都市部の医療資源が豊富な地域と、国保直営診療所以外なんの医療資源もない地域で暮らす人の保険料が同じでいい、とはいえないだろう。

国保の構造問題の解決を真剣にはかろうとするならば、このような問いの立て方自体を転換する必要がある。支払えないような高額な保険料を発生させる今の仕組みそのものが問題なのであり、基本的に負担と給付がリンクする現行の仕組みの基礎構造自体を改変するしか、方法はないのである。

しかし、今回の医療保険制度改革は医療費構造改革による皆保険解体政策を歴史的に継承し、都道府県を軸に市町村を巻きこんで地方自治体が主体となった医療費抑制をいっそう推し進めるものでしかなく、国保の構造問題の解決に光をあてたものとはいえない。

このような事態にあっては、都道府県か市町村かというような議論だけでは本質に迫れないのである。必要な医療をすべて公的に保障し、その財政責任はすべて国が負う。負担は最低限一人一人の所得に応じた完全応能負担にする。そうした制度構想をすでに私たちは提起してきた。[*18]

今日、市町村レベルでも給付と負担の公平論＝「払わざる者、受け取るべからず」という「保険原理主義」が跋扈している。資格証明書交付による治療遅れによる犠牲、滞納処分の急増がそれを表している。市町村が保険原理主義に身を委ね、住民に負担の公平性を求める姿勢に傾斜してしまうことと、国保の構造問題は無関係ではない。必要な医療をすべて保険で保障しようとの立場に地方自治体を引き戻すためにも、本来の皆保険の思想に立ち返ることが必要であり、それを可能とする国のあり方へ転換することが不可欠だと考える。

◉注

＊1　ここでの整理は、二宮厚美・福祉国家構想研究会編『シリーズ新福祉国家構想1　誰でも安心できる医療保障へ――皆保険50年目の岐路』（大月書店、二〇一一年）による。

＊2　新自由主義改革と医療改革についての分析は、渡辺治編『日本の時代史27　高度成長と企業社会』（吉川弘文館、二〇〇四年）、ならびに後藤道夫編『日本の時代史28　岐路に立つ日本』（吉川弘文館、二〇〇四年）を参照した。また、医療保険制度改革の変遷については吉原健二・和田勝『日本医療保険制度史（増補改訂版）』（東洋経済新報社、二〇〇八年）を参照。とくに小泉構造改革以降の分析にあたっては渡辺治『安倍政権と日本政治の新段階――新自由主義・軍事大国化・改憲にどう対抗するか』（旬報社、二〇一三年）を参照した。

＊3　「今後の老齢化社会に対応すべき社会保障のあり方について」（社会保障制度審議会、一九七五年一二月一日）。

＊4　「政官財の癒着」を解決するとして、既存の各省庁が結びつくそれぞれの分野の既存利益を絶つものとして進められた。この再編で厚生省と労働省が厚生労働省になる等、省庁がスリム化された。

＊5　橋本六大改革は、①行政改革、②財政改革、③金融システム改革、④経済構造改革、⑤社会保障改革、⑥教育改革を指す。

＊6　ここでの分析は、『討議資料　特定健康診査・特定保健指導実施』（京都社会保障推進協議会）、小山高志「保険者・公衆衛生をめぐる状況と課題」（『日本の科学者』二〇一〇年二月）を参照した。

＊7　後期高齢者医療制度創設後、七五歳以上を対象に一七項目の診療報酬が設けられた。後期高齢者診療料はそのうちの一つ。「患者の主病と認められる慢性疾患の診療を行う一保険医療機関のみ」で算定可能とされ、六〇〇点（月）にさ

まざまな医療内容を包括した点数であり、医療者からも強い批判があった。二〇一〇年改定で廃止。

＊8　ＰＤＣＡサイクルとは、Plan（計画）→Do（実施）→Check（評価）→Act（改善）の循環により、施策を常に発展させる用語。医療行政でも昨今、強調されている。

＊9　概算医療費は労災・全額自費等の費用を除く、医療機関などを受診し傷病の治療に要した費用の速報値。

＊10　医療費適正化計画ではＰＤＣＡサイクルの推進が求められ、三年目の中間評価、五年目の計画期間終了後の最終評価が求められている。

＊11　保険外併用療養費制度とは、保険診療と保険外診療の併用を禁じた混合診療を実質的に認める仕組みである。一九八四年の特定療養費制度を前身に、二〇〇七年から保険外併用療養費制度が発足。評価療養（七種類：先進医療、医薬品の治験に係る診療、医療機器の治験に係る診療、薬事法承認後で保険収載前の医薬品の使用、薬事法承認後で保険収載前の医療機器の使用、適応外の医薬品の使用、適応外の医療機器の使用）と選定療養（一〇種類：特別の療養環境［差額ベッド］、歯科の金合金等、金属床総義歯、予約診療、時間外診療、大病院の初診、小児う蝕の指導管理、大病院の再診、一八〇日以上の入院、制限回数を超える医療行為）で構成される。医療保険改革法案が成立すると患者申出療養（仮称）はその第三のカテゴリーとなる。

＊12　川上・川下改革とは、「社会保障制度改革国民会議報告書」（二〇一三年八月）で打ち出された概念である。たとえば「川上に位置する病床の機能分化という政策の展開は、退院患者の受入れ体制の整備という川下の政策と同時に行われるべきものであり、川上から川下までの提供者間のネットワーク化は新しい医療・介護制度の下では必要不可欠となる」（二五頁）。

＊13　地域医療介護総合確保基金は、医療・介護総合確保法のうち「地域における医療及び介護を総合的に確保するための基本的な方針」にもとづく事業について、都道府県に造成された基金（消費税が主財源とされ、国三分の二、都道府県三分の一を負担する）である。初年度の基金事業は、病床の機能分化・連携に関する事業一七四億円、在宅医療の推進に関する事業二〇六億円、医療従事者の確保・養成に関する事業五二四億円とされる。二〇一五年度以降、都道府県の

地域医療構想の策定後は、ビジョン実現のための事業への交付が前提となる。

＊14　医療・介護情報の活用による改革の推進に関する専門調査会（会長・永井良三）は、安倍総理の指示により、医療費総額管理制度に向け、都道府県単位の「標準的な医療需要」の算定式を検討すべく立ち上げられた官邸直轄の第三者機関である。ここでの議論は、厚労省の「地域医療構想策定ガイドライン等に関する検討会」（会長・遠藤久夫）と事実上リンクしながら進んでいる。

＊15　「平成24年度国民健康保険（市町村）の財政状況＝速報＝」。

＊16　全面総報酬制とは、後期高齢者医療制度への現役世代からの「支援分」拠出にあたっての被用者保険ごとの額算定方法を、「加入者割」（人頭割）から、「所得割」に転換するもの。

＊17　保険者協議会とは、小泉医療構造改革の結果誕生した都道府県ごとの保険者による横断的協議体である。

＊18　前掲『誰でも安心できる医療保障へ』を参照されたい。

第2章 新段階の医療費抑制策と提供体制の改変

岡崎祐司

はじめに

二〇一五年は、安倍政権による医療改革が本格的に稼働する年になる。端的にいってその改革は、皆保険体制によって国民への医療保障をめざしてきた戦後の医療制度の歩みから、自己責任を基本に選別的で営利主義的な医療へかけ足で方向転換させるものである。社会保障としての普遍的な医療保障から、保険原理と自己負担の組み合わせによる選別的な医療サービス利用システムへの転換をめざす改革が、安倍政権のもとで本格的に進められている。本章の役割は、安倍政権の医療制度改革が何をねらい、どのような手法で改革を行おうとしているのか、それらが国民の医療保障からみてどのような問題があるのかを明らかにするところにある。以下、第1節から第6節では安倍政権において医療制度改革をめぐって何が議論されていたのかをつかみ、第7節から第9節では医療費目標管理と医療提供体制改革という改革の具体的な手法とその問題点について分析する。

1　安倍政権の医療制度改革
──医療保障に攻めこむ三つの矢

(1) 新段階の新自由主義的医療制度改革

安倍政権が繰り出す医療制度改革のメニューは、現政権になって突然登場したものではない。その少なからずが、日本に新自由主義的改革を強行する政権が登場してから打ち出されてきたものであり、政府のさまざまな会議体で議論され提起されてきた項目を多く含む。

しかし、安倍政権はそれらを継続しているだけではなく、新自由主義的医療制度改革の新段階に踏みこんでいる。新段階だとする理由の一つは、国民に自己責任と共同責任を強く迫りつつ医療の市場化・営利化を促進するために、これまでの検討事項を再編統合し、より露骨で「効果的」な新自由主義的医療改革の実行体制をつくろうとしているからである。二つめに、社会保障としての医療保険（国民への医療保障、国家の運営責任、財政責任と資本の負担を伴う）を、財政危機論と財源制約論をテコに根幹から突き崩そうとしているからである。三つめに、こうした改革を実施しながら「成長戦略」に医療を従属させて、国民の健康・いのちよりも、医療で営利企業が稼ぐことができる体制づくり、独占資本を中心とした利潤追求に貢献させる医療体制づくりを推進しているからである。改革のエンジンに新自由主義を据え、「成長戦略」に牽引させて改革を加速させ、自己責任を大地に刻みこむキャタピラを激しく回して社会保障としての医療を押しつぶそうとしている。安倍政権が憲法九条だけではなく、憲法二五条と戦後社会保障の最大の危機をもたらす政権となることは間違いない。

もっとも、現行の制度のもとでも受診抑制をもたらす患者負担、地域によって偏在する医療機関、医師不足・看護婦不足、増大する保険料負担、不安を拭いきれない在宅での看護・介護など問題点は少なからず存在する。医療従事者の養成・提供またその労働条件には多くの問題がある。しかしこれらは、社会保障としての医療保障が限界にきているからもたらされているわけではない。

むしろ、社会保険における社会原理（財源面での国家の負担・資本の負担の強化、必要な給付の保障、国民負担の抑制）の作用を弱め保険原理を強化してきたこと、住民の健康保障と必要充足原則に立った医療提供体制の整備に関する公的責任が十分でないこと、住み慣れた自宅での療養とケアを保障するための在宅医療・在宅福祉サービスへの資源投入が立ち遅れていることなど、社会保障における公的責任を後退させてきた結果もたらされたものである。

⑵ 第一の矢——医療費の支出目標の管理

安倍政権は医療費抑制、医療提供体制規制、保険者機能強化というこれまで使われてきた政策手法を使いながらも、誘導的な政策手法を一変させて集権的に統制管理された手法を用いて直接的かつ系統的に医療費抑制と医療の市場化・営利化を推進する体制づくりを行おうとしている。その改革は次の「三つの矢」によって医療保障に攻めこもうとするものである。第一に都道府県に医療費目標数値を設定させて、都道府県を新自由主義的医療制度改革の主体に押し上げるための矢である。第二にそれに連動して病床機能報告、地域医療構想によって、都道府県における住民への医療提供体制を制限するための矢である。第三に、都道府県単位での医療保険再編をはかり保険原理を徹底させ診療内容にまで介入できるような保険者機能の強化をめざすための矢である。

第一の矢は、都道府県を医療費抑制策の主体として本格的に機能させ、医療費抑制策を医療費削減策へ「発展」（悪化）させ医療保障を形骸化させるものである。もっとも、医療費抑制策は安倍政権にはじまったものではない。一九八〇年代、第二次臨時行政調査会の「臨調・行革」路線により医療費抑制策は日本の医療政策の基調となり継続されている。[*1] 統計上の「国民医療費」の対前年度比の伸び率は一九八五年に六・七％だったものが、二〇〇〇年ではマイナス一・八％、その後は三％台であり、二〇一二年度では

図表1　国民医療費の推移

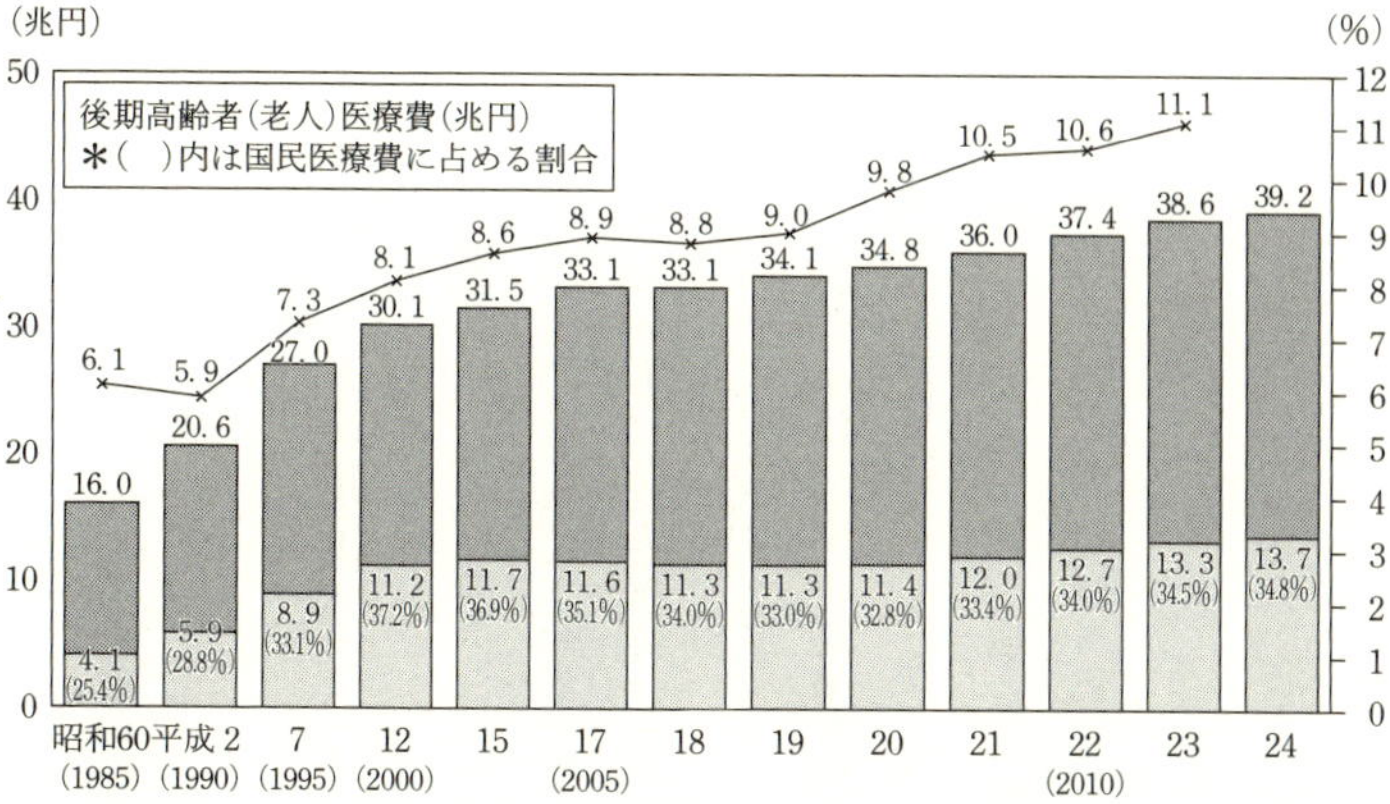

	12 (2000)	15	18	20	22 (2010)	24
診療報酬改定	0.2%		△3. 16%	△0. 82%	0. 19%	（実質見込）0. 004%
主な制度改正	介護保険制度施行 高齢者1割負担導入	被用者本人3割負担等	現役並み所得高齢者3割負担等	未就学児2割負担		

注）1．平成12年度の介護保険の創設により国民医療費の一部が介護保険へ移行している。
　　2．老人医療費は，平成14年の制度改正により，対象年齢が70歳から段階的に引き上げられており，平成19年10月より75歳以上となっている。
出典）健康保険組合連合会編『図表で見る医療保障　平成26年度版』ぎょうせい，2014年，2頁。

一・七％である。「国民医療費」の額そのものは増加しているものの、いわゆる医療費抑制策の「効果」は確実に上がっている*2（図表1）。

しかし、安倍政権の医療費抑制策は診療報酬の引き上げ抑制、請求上の制約強化や患者負担増による受診抑制、病床増加の抑制というこれまでの誘導的な方法だけではなく、都道府県ごとに今後の医療費を算出させそれを目標に医療費の抑制をはかるという、より直接的で目標管理型の医療費削減に踏みこもうとしている。しかも目標を達成（抑制、削減）できない場合には、「診療報酬の特例」（都道府県で診療報酬に差をつける。「高齢者の医療の確保に関する法律」第一四条）など

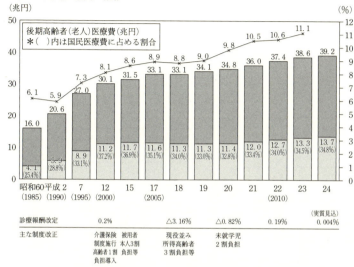

を活用して半ば強引に目標達成に追いたてる方策をとることが予測できる。そのために「医療・介護情報」の有効活用と医療費適正化計画が中心的役割を果たし、診療報酬改定や次に示す地域医療構想がその作戦に連動することになる。

(3) 第二の矢——医療提供体制の改変

第二に、目標管理型の医療費削減策に連動して病床機能報告、地域医療構想という、医療提供体制の改変によって医療保障を形骸化させる作戦である。これは、供給が需要をつくるという発想のもと、入院基本料七：一（入院患者七人に看護師一人の看護体制）の急性期病棟を中心に病院のベッドを制限するものである。病床規制も安倍政権特有のことではない。医療提供体制の規制は、一九八五年一二月の医療法改正（第一次改正）に伴う都道府県の地域医療計画の策定において、医療圏（二次医療圏：複数の市町村単位、三次医療圏：基本的に都道府県単位）と「基準病床数」の設定による病床規制が行われている。その後、医療法は第二次改正（一九九二年）、第三次改正（一九九七年）、第四次改正（二〇〇〇年）が行われ、特定機能病院、地域医療支援病院、療養病床群（療養病床）など病院の機能による施設類型を導入してきた。

そして、第五次改正（二〇〇六年）では、都道府県に医療計画だけではなく、「医療費適正化計画」、「特定健診・特定保健指導実施計画」（両者とも、高齢者の医療の確保に関する法律による）を策定させ、中長期的な医療費抑制をとらせている。[*3] ただし、都道府県が地域のすべての医療費をつかみ、強引に医療費を削減できるような政策手法がとれるわけではない。第一期（二〇〇八年から二〇一二年）の適正化計画には「平均在院日数短縮」が盛りこまれたが、第二期ではそれが姿を消し、医療費目標に応じうる提供体制を「機能分化」と「連携」により実現するよう求められた。*4

実際に現在の地域医療計画には脳卒中、がん、心筋梗塞、糖尿病、精神疾患の五疾病ごとに二次医療圏における急性期・回復期・維持期のステージ別の医療機関名（病院名）が明記され、不十分ながら医療機関の機能を区分する方向に進んでいる。つまり、供給が需要をつくり、それが医療費を押し上げるという発想のもと、病床の制限だけではなく供給のあり方・医療機関の機能を再編する（主として七：一の急性期の制限がねらいになるが）方向に踏み出しているのである。

ただし、都道府県が地域の医療費すべてを把握できているわけではなく、また医療機関の機能別再編に強い権限をもっているわけではない。この状況は、医療費抑制策のために提供体制の規制を強化したい立場からみれば、まったく不満足なものでしかない。そこで、より直接的に病棟そのものの機能を区分し患者を機能別に移動させ、できるだけ在宅へ帰すこと、知事に各医療機関の病棟の機能区分を調整する強い権限をもたせ、都道府県を医療提供体制改革の主体に押し上げることがめざされている。それが病床機能報告制度と地域医療構想という政策手法である。

さらに、この改革は病院経営を成長戦略に沿って「医療で稼ぎ」（医療以外にも介護、生活援助サービス、住宅提供でも稼ぐ）、医療費抑制の政策方針にあらがわずに適合する体制に再編することを要求する。それが「非営利ホールディングカンパニー型法人」である。「持分なし医療法人」への移行や社会医療法人の創設など、医療法人のあり方は、これまで政策側でも議論されてきた。しかし、安倍首相自ら大規模医療法人の登場を提唱しているように、「非営利ホールディングカンパニー型法人」は、医療を成長戦略に取り込み成長産業化させ、公的医療保険や介護保険の給付範囲が抑制・削減されるなかでも市場を開拓できる担い手（経営体）づくりとして位置づけられるのである。

(4) 第三の矢——保険者機能の強化

第三に、医療内容そのものにも口出しできるような、保険者の医療への管理機能の強化という矢である。国民健康保険の都道府県化を皮切りに、都道府県単位での医療保険再編がねらわれている。それにより共助=保険原理を徹底させ医療費の増大と国民（住民）の保険料負担の関係をストレートに結びつける。そして、納付者の負担を抑制することをうたい文句に保険者が診療報酬請求を審査するなど、保険者サイドが患者と医師の関係に割って入り、診療行為に対する保険者の優位性を確立させ、現場医師、医療従事者の専門的裁量を狭めることによって、医療費を抑制する作戦である。

保険者機能の強化も、今にはじまった議論ではない。一九九七年の厚生労働省医療保険審議会の「今後の医療保険制度のあり方と平成九年改正について」や一九九八年の行政改革推進本部規制緩和委員会の「規制改革についての第一次見解」で取り上げられ、医療制度改革の課題の一つとされてきた。前者は保険者が被保険者に医療機関の情報を提供すること、保険者が医療機関の質を評価することでその自律性を高めることや保険集団の適正化がうたわれている。後者では保険者によるレセプト（診療報酬請求）審査の実施（許容）が中心に検討されている。したがって、保険者機能の強化の議論そのものは安倍政権に固有のテーマではない。

しかし、医療費目標管理、医療提供体制の改変や「非営利ホールディングカンパニー型法人」と、都道府県単位での医療保険者編成・保険者機能を連動させ「医療の成長産業化」をそれに重ねさせる安倍政権の方策は、急進的新自由主義的医療制度改革であり、これまでにない先鋭的な医療費抑制をつくりあげようとするものである。

(5) 医療制度改革をリードしているのは誰か

これまで述べてきた「三つの矢」による改革は、「地域における医療及び介護の総合的な確保を推進するための関係法律の整備等に関する法律」（以下、「医療・介護総合確保法」）にもとづいて、二〇一四年秋から動きはじめた。医療・介護総合確保法は「医療法」、「介護保険法」のほか「保健師助産師看護師法」など関連する改正法を含め一二の法律にかかわる五八本の法律改正の一括法として提案され、二〇一四年二月に国会に提出され四月からわずか二か月の審議で、六月一八日に成立した。[*5] 医療法・介護保険法の大きな改定であるにもかかわらず、十分な審議時間と日程が確保されたとはとうてい言い難い。また、このなかには医療事故調査制や臨床研究中核病院、外国医師の臨床研修制度の見直し、歯科技工士の国家試験全国統一化など、必ずしも医療と介護の連携と総合的な確保という法案提出の趣旨とは一致しない内容も含まれていた。

短時間（衆議院で二九時間、参議院で二二時間）の審議で成立した背景は、数に頼んで法律を押し切るという自公政権の政治姿勢もさることながら、政権の中枢である経済財政諮問会議、産業競争力会議、規制改革会議および財務省におかれている財政制度等審議会財政制度分科会（以下、財政制度分科会）で、安倍政権としての医療制度改革の方針と政策手法がすでに固められていたからでもある。彼らにとってみれば、予定している改革は議論の対象ではなく、実施の対象なのである。

これらの会議体で定められた医療制度改革の方針を具体化する制度設計や政策技術の検討・現場との調整役を担っているのが厚労省であると筆者はみている。現実には、経済財政諮問会議、産業競争力会議、規制改革会議および財政制度分科会が医療制度改革の方向を強くリードしている。

2　公的責任の否定――社会保険＝共助論

(1) 改革を主導する財政制度分科会

成立した医療・介護総合確保法には多くの問題点が含まれているが、安倍政権の医療制度改革の全貌を表すものではなく、医療保障に攻め入るためには、さらなる法改正が必要になる。では、安倍政権は医療制度改革において、何を「ねらい」、どんな方向や医療の姿をめざしているのだろうか。

注目しておきたいのは、財政制度分科会である。この会議体は、従来から医療制度・医療保険について重点をおいて言及してきたが、二〇一四年度の報告では安倍政権の医療制度改革の本質的ねらいを率先して言明していると思われる。

まず医療・介護総合確保法の国会審議のさなかにだされた、「財政健全化にむけた基本的考え方」(二〇一四年五月三〇日、財政制度等審議会として財務大臣に提出されている。以下、「基本的考え方」)をみておこう。このなかでてくるのは、①社会保障の公費負担否定、②医療保障の根幹をなす給付保障やフリーアクセスの否定、③医療提供体制の改変と目標統制型の医療費抑制策(削減策)である。

「総論」の「当面の経済社会の構造変化と財政の関係」では、まっ先に医療給付抑制についてふれている。[*6] すなわち、人口減少と「団塊の世代」の高齢化のなかで社会保障給付費が増大することに懸念を示したうえで、「社会保障の公費依存度が高まっている」が、これは「特例公債を通して将来世代に負担を先送りし続けており、これが財政収支の悪化の最大要因となっている」としている。「Ⅱ.歳出分野における取組み」の冒頭でも「社会保険方式を採りながら、保険料負担とは別に『公費負担』に相当程度依存している。公費負担は本来税財源で賄われるべきであるが、現実には特例公債を通じて将来世代に負担を先送りし続けており、このことが我が国財政悪化の最大要因となっている」と決めつけている。

社会保険でありながら保険料負担とは別に「公費負担」に依存している、という認識は社会保険＝共助論に立っているからである。先を急いで医療制度改革の議論の内容と問題点を検討したいところであるが、その前に社会保障論の根幹にかかわる社会保険＝共助論について言及しておく必要がある。

(2) 社会保険＝共助論の誤り

社会保障とは租税負担を大黒柱に、貧困・生活困難、疾病、障害など人々が生涯で直面する生活問題に対応して国民の生活保障を国家責任で行う政策である。公的扶助や社会手当、社会福祉サービスや社会保険を組み合わせて総合的な生活保障を行うものである。社会保障は租税財源を基本とすべきであり、むしろ勤労者の保険料や直接負担（医療機関の窓口負担、介護保険の一部負担、保育所保育料など）に財政を依存させていることこそ、問題なのである。政策的には国民負担の増大をどう抑制するかを課題とすべきであって、公費負担を依存とみなすのは、社会保障への理解が逆立ちしているといわざるをえない。

こうした逆立ちした議論は、二〇一三年にだされた「社会保障制度改革国民会議報告書」[*7]（以下、「国民会議報告」）で本格的に展開されたものである。「国民会議報告」では、社会保険は「自助の共同化」、負担の見返りとして国民に受給権を保障する「共助」の仕組みであるとする。「社会保険制度の財源は、原則、保険料であるが、日本の社会保険制度には多くの公費（税財源）が投入されている」とし、社会保険への税の投入は「社会保険料に係る国民負担の適正化にあてることを基本とすべき」と財源上の税負担を脇役に限定する。また、社会保障が巨額の後代負担を生みながら財政運営を行っていることは大きな問題であり、「現在の世代の給付に必要な財源は後代につけ回すことなく、現在の世代で確保」すべきであり、自助努力を支えることにより公的制度への依存を減らし、負担可能な者は応分の負担を行うことで財源を積極的に生み出すとしている。これは、財政制度分科会の認識をなぞったものである。

「国民会議報告」のいう「負担可能な者」には富裕層、巨大な内部留保をかかえ減税の恩恵に浴している法人大企業は含まれていない。そのことは「国民会議報告」の冒頭にある「国民へのメッセージ」のなかで、社会保障財源について「社会保険料と並ぶ財源として国・地方の消費税収をしっかり確保し、能力に応じた負担の仕組みを整備」すべきとしていることからもうかがえる。勤労者・自営業者だけではなく無業者にも課している社会保険料と低所得層・貧困者や所得のない人たちにも負担を強制している消費税に財源を求めているのである。

彼らのいう社会保障の主要税財源は応能負担原則にもとづく法人税・所得税ではなく、逆進性の高い消費税である。結局、社会保険＝共助論は社会保障財源の公的責任の解除と資本負担の根拠を抜き去る理屈に活用されているのである。財政制度分科会も「国民会議報告」も社会保障財政の本質を無視して、自助の共同化・共助の議論によって社会保険から社会原理を抜き去り、制度存続の責任をもっぱら国民相互の負担による保険原理に委ねる仕組みに社会保険をつくりなおそうとしている。

(3) 社会保険の三者拠出——社会保障の財政原則

社会保障の財源は国民所得の第一次分配（賃金と利潤とへの分配）の後に行われる第二次分配＝再分配であるとする工藤恒夫は、その財源調達は「三者拠出の方式」によるべきだとする。すなわち、①第一次分配の結果である賃金所得（勤労所得）を源泉とする被保険者本人が負担する拠出金、②第一次分配の結果である利潤所得を源泉とする雇い主・使用者が被保険者のために負担する拠出金（出資金）、③直接の源泉を所得再分配の手段である租税とする、国庫ならびに自治体の公費負担による補助金（最終的には賃金・勤労所得と利潤が源泉）、という三つのルートによって行われるとする。[*8] そして、①は生活自己責任の原則による自助の原理、②は社会的扶養の原理、③は社会保障における社会的責任を担う社会的扶養の原理とそれぞれ性格づけることができ、社会保障は生活自助の限界・自助原理による生活防衛の限界をカバーするための不可避的措置（社会政策的譲歩）であり、その形成史は雇い主・使用者の拠出金と国庫・公費負担による社会的扶養を導入・強化し、被保険者に強要される自助（主に社会保険における保険原理）を圧縮する過程であることを明らかにしている。[*9]

そのうえで、労働者大衆が雇用不安や賃金の労働力の価値以下の切り下げによって必然的に自助を果たす物的条件を失っている以上、社会的扶養は自助の限界をカバーするために不可欠であり「〝社会的扶養〟の強化による『自助』圧縮の必然性、これが社会保障の財政原則[*10]」だとしている。

また別のところでも工藤は、社会保障とは「資本主義の生活原則である『自助』の条件である雇用保障と賃金保障の基盤が崩れたところから生じる生活問題に対して、最低限までは国の責任で社会的に保障する国家政策であるという視点からすれば、その『本質』は自助の修正形態である[*11]」としている。そして社会保険は保険原理（自助の原理）が貫かれるという特質と同時に、それに背反する社会的扶養の原理を導入することで生活問題対策の社会的責任を具体化しているのであり、これこそ「社会保険に固有の社会性」であるとする。「拠出原理」と「社会的扶養原理」という背反する要素を結合させるからこそ、拠出と加入を国家が義務づける強制保険であることも明らかにしている。[*12]

財政制度分科会、「国民会議報告」あるいは「税・社会保障一体改革」（消費税の基幹税化と社会保障の給付抑制、削減の改革）において強調されてきた自助の共同化・共助としての社会保険という認識は、生活の現実的基盤が崩れるなかで国民の生活を守るという社会保障本来の政策目的を雲散霧消させ、社会的扶養原理の導入・強化という社会保障の財政原則を無視した改革をめざしている。公的医療保険における資本負担や国家負担を抑制し削減するために、保険原理一辺倒という片翼飛行を医療保険に強制し、国民負担のみに制度の持続性を委ね、負担を増大させるか（保険料と消費税）、給付を抑制・削減するか、いずれにしろ出口のない迷路に国民を押しこむものだといわざるをえない。

3　保険診療を切り崩す仕掛け

(1)　保険診療切り崩しメニュー

では、医療制度改革の動向に話を戻そう。財政制度分科会が「基本的考え方」で政府に実行を求めているのは、①患者負担・利用者負担の引き上げ、②公的保険の対象の制限（真に必要なニーズに限定）、③フリーアクセス・自由開業の見直しと供給面（医療提供体制）の改革、④診療報酬・介護報酬の抑制・見直しと保険者による給付の重点化・効率化への寄与、である。さらに、断固実施すべき改革として医療費の支出目標の導入による管理統制、薬価の市場実勢の下落を反映し当然減となる診療報酬、特別養護老人ホームの内部留保に着眼した介護報酬の適正化の三点をあげている。

②に関しては、「社会保障制度改革推進法」（二〇一二年八月）、「持続可能な社会保障制度の確立を図るための改革の推進に関する法律」（二〇一三年一二月）でも医療保険の公的給付の範囲見直しを推進すると定めている。

具体的には、以下の点を検討すべきだとしている。[*13]

（a）「受診時定額負担」の導入。
（b）「高額療養費」の特例の見直し。
（c）薬の「参照価格制度」導入と市販類似薬品の保険適用除外。
（d）「逆評価療養」――公費拡大を招かないよう保険外併用療養の制度再設計を行う。評価療養から保険適用された医療技術があっても費用対効果が低いものは、再び保険外併用療養にする。
（e）介護保険における混合介護の普及・促進。

これらは、単に一つ一つの制度を改定するという話ではない。社会保障としての医療保障、医療保険の現物給付を壊し、給付範囲の縮小、つまり社会保険診療の切り崩しにつながる提案である。

(2) 受診時定額負担――社会保険診療の切り崩し（その1）

（a）の「受診時定額負担」は、患者に初診時・再診時に現行の定率負担とは別に一定金額を徴収する仕組みである。これは、民主党政権時代の「社会保障・税一体改革の成案」（二〇一一年六月）のなかに盛りこまれ導入が検討されたが、国民と医療界の強い反対で押し切れなかったものである。このときの案は、高額療養費の負担を軽減する改定の財源として浮上したもので、高額療養費の財源を一律の患者負担に求める政策的根拠、正当性が問題視された。社会保険診療部分（保険給付と患者の三割負担）とは別枠で一〇〇円の定額負担を上乗せで求める民主党素案は、事実上の人頭税に近い発想で政策的な正当性が見出せない安易な案であり、葬り去られたのは妥当だといえるだろう。

それはともかく、制度設計上、患者に定額負担させる部分を社会保険診療の対象とするのかしないのかによって、患者負担と診療報酬の請求額が異なってくる。

より本質的な問題は、「受診時定額負担」には、一定額以下の医療費は社会保険給付の対象とはせず、それを上回る部分のみを社会保険給付の対象とする「保険免責制」の考え方が含まれることである。もし制度が導入されて当初の定額負担が一〇〇円程度であったとしても、その後、負担額が三〇〇円、五〇〇円、八〇〇円、一〇〇〇円と引き上げられることは容易に予測できる。高額療養費の負担軽減あるいは給付の増大の財源として位置づけられれば、それと連動して引き上げられる。負担額が大きくなるということは、必要な医療のすべてを社会保険診療ではカバーしないことを意味する。医療保険の必要充足原則・現物給付を突き崩す突破口になるのである。そして「軽い病気」(カゼ、ケガ、鼻炎などが想定される)には医療保険は適用しないという「軽度疾病免責制度」の導入につながる危険性が大きい。「受診時定額負担」は、医療の市場化・営利化論者たちが、国民の医療保障を突き崩すために制度の壁に穴をあける「ドリル」となるのである。

「基本的考え方」が、「公的給付範囲の見直し」の項目に「受診時定額負担」の導入を盛りこんでいるのはこうした意図がある。そもそも、社会保障としての医療保障において、傷病に対して保険者に免責など与えられる余地はない。それは、もはや社会保障ではない。

(3) 薬の参照価格制度——社会保険診療の切り崩し（その2）

（c）薬の「参照価格制度」も、医療保障を切り崩す提案である。医療機関で処方される薬を一定のグループにして、実勢価格を基準に医療保険から診療報酬として支払う基準額（医療保険からの償還基準額という）を定め、ある薬が基準額を上回る価格の場合、その上回った部分＝超過額を患者に負担させるというものである。患者は処方された薬の定率負担に加えて超過額を支払う。もし、基準額を下回る薬の場合は、その価格での評価となり定率部分のみの負担となる。

「基本的考え方」は後発医薬品の拡大をはかるため、「特許のきれた医薬品の保険償還額を後発医薬品に基づいて設定」する仕組みとしているが、事実上「参照価格制度」の導入を求めているといえる。これも、患者の自己負担を増大させるだけではなく、医療保障の必要充足原則を放棄し医療保険の現物給付を突き崩す「ドリル」となる。また、安かった後発医薬品が参照価格近くまで値上げされたり、償還上限に近い価格で維持しようとしたりするなど、薬価の引き下げ＝医療費の削減には結びつかない可能性も大きい。

本来は医師と患者の共同的信頼関係のもとで薬を選択し、処方・服用しながら見直しを行うという医療過程そのものが、価格・患者負担という疾病・治療とは別の要因で左右されることになる。「参照価格制度」は単に処方薬に関する患者の自己負担が増えるという問題にとどまらない、医療保障と医療過程そのものを歪める提案なのである。

また、「市販類似薬品の保険適用除外」つまり、うがい薬、トローチ、湿布、痛み止めテープなど市販で購入できる薬を保険適用外にするのも、患者負担の増大にとどまらず、導入後には除外薬品が拡大され治療に必要な薬を自費で購入することにつながる危険性が高い。医療保険の必要充足・現物給付の原則を突き崩すものとして、「受診時定額負担」、「参照価格制度」と同様の問題を含んでおり、単に薬代が増える問題だけではないのである。

医療保険給付範囲の縮小・削減策は、今後、「受診時定額負担」、「参照価格制度」、「市販類似薬品の保険適用除外」の導入として検討の遡上にのぼる可能性が大きい。これらは、医療費削減のために医療保障制度を突き崩すための「ドリル」であることを見通しておく必要がある。「ドリル」を稼働させないために、国民と医療関係者が共同を強めることが必要である。

4 医療費の支出目標の管理

(1) 医療費削減至上主義者の不満

さて、これまでみてきた医療保険の給付範囲の縮小策は重大な問題を含んでいるが、医療費抑制策としては部分的なものである。そこで新たにでてくるのが、「異次元」ともいうべき医療費抑制・削減策と提供体制改革である。まず、医療費抑制・削減についてみておこう。

財政制度分科会はこれまでの医療費適正化計画について「取組が形骸化したまま」であり、社会保険診療への「公費投入の歯止めが失われている」とあからさまな不満を示す。[*14] 医療費適正化計画が高齢患者の入院期間の短縮など国民医療費増加の抑制をねらいとしていることは確かであるが、社会保険診療への「公費投入の歯止め」だというのは財政制度分科会の勝手な理解である。医療費適正化計画は「今後医療費が過度に増大しないようにしていくとともに、良質かつ適切な医療を効率的に提供する体制の確保[*15]」をねらいとして、高齢者の医療の確保に関する法律によって実施されているものである。具体的な方針は、厚労省の「医療費適正化に関する施策についての基本的な方針」(告示第一四九号)によって都道府県に示され、現在第二期の医療費適正化計画のさなかにある。

医療費適正化計画は、直接的に社会保険診療への「公費負担の歯止め」などとしては機能していないし、するはずもない。そのような制度構造になっていないのである。そもそも、都道府県は国民健康保険と後期高齢者医療制度に関する医療費の把握は可能であるが、それ以外の種々の医療保険を含めた都道府県単位での医療費総額を把握することはできない。したがって、厚労省が示した「都道府県医療費の将来推計ツール」を使って将来の医療費(入院、入院外、歯科の総計)を推計するしかない(二〇一三年から一七年〔平成二九年〕の第二期の医療費適正化計画では一七年の数値を推計)。したがって、都道府県は医療費適正化計画を「医療費の見通し」と称している。[*16]

都道府県は、特定健康診査の実施率、特定保健指導の実施率などの目標を設定し、種々の施策を実施し、医療・介護サービスを切れ目なく提供する保健医療提供体制と地域包括ケアを確立することで、「結果として、平均在院日数の短縮等が図られる」とする誘導的計画にするしかない。[*17] 地域医療計画と医療費適正化計画により基準病床数からみた病床の「過剰」が明らかになるが、逆に病床や診療科の不足も明らかになる。提供体制の不足・不備が明らかになれば、まともな地方自治体であれば提供体制の整備を進めようとする。

また言葉どおりの医療費の「適正化」を考えれば、住民の病気の重度化を防止し早期発見・早期治療に取り組む必要がある。予防や健康管理など住民の健康を守る取り組みを強化しようとするのが、通常の自治体の判断である。健康診断は病気を発見し受診する人を増加させる可能性があり、第一次医療費適正化計画で強調された平均在院日数の短縮は急性期の入院患者に集中的に医療費を投入する必要があり、入院医療費が上昇する可能性がある。[*18] しかし、それによって命が救われ住民の健康が守られるのならば、医療費は適正に執行されている、ということができるだろう。

ところが、「基本的考え方」は「生活習慣病の予防や健康管理は、その定義や取り組み方次第では過剰な治療や投薬を生み出し、医療費をかえって増大させる」[*19]と特定健康診査や特定保健指導も批判のやり玉にあげる。財政制度分科会の関心は国民の健康ではなく、医療費削減にしかない。逆にいえば医療費削減さえ実現できれば、国民の健康を守ることができなくても、問題にならないのである。

そうなるはずがない医療費適正化計画に、ありもしない社会保険診療の「公費負担の歯止め」という目的を押しつけ、それが果たされていないと批判し、あげくのはては予防活動にまでなんくせをつけ、医療費への公費負担削減だけを至上目的とする。なぜ現行の「医療費適正化計画」を批判しているのかといえば、これまでとは次元の違う強力な医療費抑制・削減策を正当化したいからなのである。その姿勢は、医療費公費負担削減至上主義者といってもよいだろう。

(2) レセプトデータを活用した支出目標の導入

では、医療費公費負担削減至上主義者たちは、どのような医療費抑制策を求めているのだろうか。「基本的考え方」本文の記述よりも、同時に示されている「資料Ⅱ－1－6」のほうがその構造・手法を端的に示している。

「レセプトデータを活用した『支出目標』の導入」

○医療・介護サービスの提供体制を確実に医療費の効率化につなげてゆくため、フランスの医療支出目標制度（ONDAM）を踏まえつつ、レセプトデータを活用して地域ごとに実効性のある「支出目標」を導入すべき。

○具体的には、費用面を含め、人口・年齢構成や疾病構造等に対する合理的かつ妥当なあるべき水準の医療需要を地域ごとに算定し、これを地域ごとの「支出目標」として設定。／(注)たとえば、医療費が少ない都道府県などを標準集団として、そこから年齢・人口構成等を補正して合理的な医療需要を算定。実績の医療費との乖離の原因(ジェネリック使用率等など)をレセプトデータを用いて可視化させながら妥当な支出目標を設定。支出目標達成のためにもレセプトデータを統合的に利活用。

○国・地域・保険者それぞれのレベルであるべき医療費の水準が「支出目標」として整合的な形で設定され、各レベルで医療費の効率化にむけた規律付けが働く制度設計を模索するべき。

「基本的考え方」本文の記述を加えて補足しておこう。ここでてくる地域とは都道府県のことである。レセプトデータを用いて各都道府県の医療費の地域差・伸びを分析し、横断的にレセプトデータを分析・活用できるように「標準化」を進める。そして、都道府県ごとに医療費の「支出目標」を設定させるのだが、それは住民の医療ニーズを把握して予測するものではない。医療費の差つまり低い医療費の都道府県を基準に、高い医療費の都道府県の値は「合理的ではない医療費」として問題視し、是正した値とさせる。あるべき医療費水準をはじきだすために政府が「標準的な計算式」を策定して都道府県に計算させるのである。しかもそれが、地域の医療需要とみなされる。決して現状の医療費の確保や住民の医療ニーズに応じた必要な医療費確保をめざすものではない。

医療費目標の達成とは、現在の医療費の伸びを保障するものとなるわけではなく、事実上、住民に必要な医療費を削減する取り組みを行わせ、「医療費の効率化に向けた規律が働く制度設計」をつくるとする。

これはもはや医療費適正化政策ではなく、医療費削減政策である。彼ら自身も「端的に医療費の水準自体を目標としない現行の手法は、我が国財政や医療制度がおかれている厳しい状況にそぐわない」と述べている。つまりこれまでの医療費適正化政策では手ぬるい、直接的に目標設定してその達成をめざして医療関係者、住民を巻きこんであらゆる手立てをとるよう都道府県を追いこむ政策を求めているのである。都道府県に医療費削減を強制するために、現状が「合理的ではない医療費」と認識させ医療需要を過少に見積もり、「標準的な計算式」で「支出目標」を計算させるという統制的で集権的な政策手法を求めているのである。

(3) 財政制度分科会と経済財政諮問会議の連携プレー

実は二〇一四年三月二八日の財政制度分科会では、有識者ヒアリングとしてアメリカとヨーロッパ(イギリス、フランス、ドイツ、オランダなど)の医療制度改革の動向とそれらから日本の医療制度改革へ示唆されるものは何かについて、詳しい報告が行われている。このなかでフランスの「緩やかな総額管理」についても報告がなされている。[*20] この分科会の後、麻生太郎副総理兼財務大臣が経済財政諮問会議で医療費の支出目標設定について提案をすることになる。

麻生財務大臣が報告を行ったのは、二〇一四年四月二二日の「平成二六年度第六回経済財政諮問会議、第四回経済財政諮問会議・産業競争力会議合同会議」である。実はこれには「前振り」があって、四月一六日の「平成二六年度第五回経済財政諮問会議、第三回経済財政諮問会議・産業競争力会議合同会議」で「有識者議員」（伊藤元重・東京大学大学院経済学研究科教授、小林喜光・株式会社三菱ケミカルホールディングス代表取締役社長、佐々木則夫・株式会社東芝取締役副会長、高橋進・株式会社日本総合研究所理事長）から「社会保障・健康産業について」という提案がなされている。提出された資料には、次のように記述されている。

○医療介護費の適正化と機能別病床への再編——病床（供給）が多い都道府県ほど、医療費がかさむ傾向が顕著であり、病床再編に向けた効果的な政策ツールを用意すべき。また、病床の適正化に向けたこれまでの取組が十分な効果をあげてきていない。定期的に政策効果を検証する仕組みを整備し、病床の適正化の進捗管理をすべき。

○地域医療ビジョンに関する医療支出目標の導入——都道府県ごとに、ベストプラクティスをベンチマークしたあるべき医療需要に基づく医療支出目標、その実現に向けた保険者（都道府県）単位の医療介護費のPDCAマネジメントを導入すべき。

○国のイニシアティブによる地域横断的な医療介護情報のICT化——昨年提言（二〇一三年五月一六日の平成二五年度第一一回経済財政諮問会議で有識者議員から提案された「医療・介護等データベースの連結・統合による効率化イノベーション」のこと——筆者注）したデータにもとづく医療サービスの質的改善の横展開を、（1）KDB（国保データベース）、（2）地方自治体のイニシアティブ、（3）市町村と都道府県の連携強化を通じつつ、早期に推進すべき。

そして、四月二二日、田村憲久厚労大臣（当時）から医療・介護総合確保法案にもとづき、医療費の適正化をどのように進めていくのかについて報告がなされた後、麻生大臣から「レセプトデータ活用による医療の効率化」という提案がなされた。議事要旨によれば、麻生大臣の提案のポイントは次の五点である。①日本にはレセプトデータがあり分析に必要な医療情報はほぼすでに存在している。②レセプトデータをどのように医療費の効率化に活用するか。レセプトデータの分析を地域単位でやるべき。③レセプトデータを合理的・妥当なあるべき医療需要を算定するために活用できるので、現状追認ではない支出目標を地域ごとに達成させることがポイントである。④支出目標は国レベル、保険者レベルでも設定可能であり、保険者の支出目標の達成度合いに応じてインセンティブづけを行うことも可能。⑤取り組みを具体化する体制として社会保障制度改革推進本部に有識者を集めたチームを立ち上げたい。[*21]

(4) 首相のもとで検討される医療費目標管理の政策技術

この発言どおり、首相官邸の社会保障改革推進本部に「医療・介護情報の活用による改革の推進に関する専門調査会」がおかれ、さらにそのもとに「医療・介護情報の分析・検討ワーキンググループ」がおかれた（二〇一四年九月一日）。社会保障改革推進本部は「持続可能な社会保障制度の確立を図るための改革の推進に関する法律」（二〇一三年）の第七条にもとづいて内閣に設置されるもので、本部長は内閣総理大臣、構成員は社会保障・税一体改革担当大臣、財務大臣、内閣官房長官、総務大臣、厚生労働大臣、内閣府匿名大臣（少子化対策）から構成される。つまり、厚労省ではなく官邸が直接、医療費支出目標設定の政策手法を開発をする検討チームをかかえているのである。＊22

安倍政権がどの時期から、「支出目標設定」に着目したのかはわからないが、医療・介護総合確保法案の提出と並行して、二〇一四年三月の財政制度分科会から四月の経済財政諮問会議、七月の社会保障改革推進本部における専門分科会、九月のワーキンググループの設置と、周到に進めている。

5 医療提供体制の改変

(1) 病院の存在が医療費を押し上げる？

さて、支出目標を定めることができても、医療の提供体制改革つまり病院の規制＝医療サービスを生み出す側を規制できなければ、医療費抑制に大きな効果は期待できない。そこでさらに医療費抑制の方策として「提供体制の改革」と「保険者機能の強化」がもちだされる。まず、「提供体制改革」をみておこう。

「基本的考え方」は、医療費を押し上げている最も大きな要因を提供体制（供給）であると認識し、次のように述べている。「人口当たりでみると諸外国と比べて多い病床の機能分担が不明確であり、世界的にみて入院日数も長いなど、非効率的な側面がある。病床数が多い都道府県ほど医療費が高くなるという傾向からみても明らかなように、非効率的な供給は過剰な需要を誘発するため、医療費の高コスト化につながる[*23]」。

つまり、病床の機能分担が不明確でありかつ病床数そのものが多いため、不必要な受診・入院が増加して医療費を押し上げているという認識なのである。[*24]供給者が存在することが需要を喚起すると考えるので、供給者の存在を制限できれば需要を低減でき医療費は削減できるという発想である。この点を強力に実行しようというのが安倍政権の医療改革の基調の一つである。医療・介護総合確保法にもとづく病床機能報告制度と地域医療構想（ビジョン）がその役割を担う。

医療提供体制の規制については、財政制度分科会が出した「平成27年度予算の編成に関する建議」（二〇一四年一二月五日。以下、「建議」）のほうがより端的にそのねらいを語っている。「建議」の「Ⅲ.27年度予算編成における具体的取組」の「1.社会保障　（1）医療　①医療提供体制の改革」では、「急性期を念頭に高い診療報酬となっている『7対1入院基本料』を算定する病床が過剰となっており、高コスト構造になっている」とし、「病床総数でみても人口一〇万人あたり病床数は、都道府県単位で最大三倍の開きがあり、人口あたり病床数が多い都道府県ほど、一人あたり国民医療費、平均在院日数、入院受療率が高く、『供給が需要を生む構造[*25]』」になっているとする。そこで医療提供体制の改革は、彼らの考える「高コスト構造」の是正をねらって「七：一入院基本料」の病床の削減、つまり急性期の病床を削り病院の再編を行うことに当面の焦点がおかれる。

なお「建議」には「将来的には、診療所についても分析を深めて改革を進めていくべきとの意見があった」[*26]と付け加えられており、今後、診療所や専門医を含めた提供体制の抑制の検討もはじまることが予測できる。[*27]

(2) 削ぎ落とされた医療提供体制

「建議」が出された時点では医療・介護総合確保法は成立しており、二〇一五年度の医療保険制度改革法案によって「補強・強化していくべき論点」が示されている。[*28]

すなわち、都道府県地域医療構想における必要病床数は、首相官邸の社会保障改革推進本部のワーキンググループで開発している算定方法にもとづき算定すること、都道府県の医療提供体制のあり方は、「地域差を踏まえて認められる不合理な差異（たとえば入院受療率）を解消した」ものとして示す必要があり、「目指すべき医療提供体制」とは「不合理な差異を解消した医療提供体制」となることである。

つまり、「不合理な差異」とは、「低コスト構造」の地域を考慮せずにそれを上回る医療費を推計することである。差異の解消とは、低コストに抑制された医療費を推計することであり、それを前提とした医療提供体制を構想するということである。地域特性、住民ニーズや必要充足をどう保障するかではなく、ひたすら医療費を抑制・削減することを主眼にしたものが、「目指すべき医療提供体制」なのである。国民にとっては、「不合理な医療費削減」が強制されることになってしまう。

さらに「都道府県は地域医療構想と整合的な医療費適正化計画とを両者一体のものとして速やかに策定する必要」があり、二〇一五年度の医療保険制度改革では医療費水準目標、平均在院日数、後発医薬品使用割合などの目標が組みこまれるよう医療費適正化計画を見直すべきだとする。そして、目標が達成できない場合の改善措置の策定も求めている。[*29] こうして〝不合理な医療費削減〟に突き進む地域医療構想と、医療費抑制計画との連動の構造を求めるのである。住民の医療ニーズからみると、削ぎ落とされた医療提供体制が描かれることが懸念される。

(3) 保険診療を縮小

医療費の支出目標を達成するためには、「建議」がいう平均在院日数や後発医薬品の活用だけではなくて、先にもふれた受診時定額負担の導入、高額療養費の見直し（患者負担の増加）、医療保険の給付範囲の縮小（それに関連する混合診療の拡大）、市販類似薬品の保険適用除外、処方薬の参照価格制度導入、住民の医療機関へのアクセスの制限、診療報酬の削減、医師から看護師への医療行為の移行（よりコストの低い担い手による医療）、医療保険から介護保険制度への給付の移行など、患者負担を増やし医療保険給付を縮小する制度改定がさらに押し出されることが予想される。

実は、財政制度分科会の「基本的考え方」の「資料Ⅱ－1－3」「給付面で必要な改革（②医療・介護）」では、日本の医療制度の特徴は①国民皆保険、②フリーアクセス、③自由開業医制、④出来高払い、であり、これらにより「過剰なサービスがもたらされやすい」、「医療費の増大を招きやすい」としている。医療費増加の要因は医療保障の根幹そのものにあるという認識である。そこで、医療保険給付抑制のためには、「イ　公的給付範囲の見直し」、「ロ　医療提供体制の見直し（フリーアクセスの緩やかな制限を含む）」、「ハ　診療報酬の抑制とありかたの抜本的見直し（診療報酬体系の見直し）」、「ニ　保険者機能の発揮」という手法が考えられるとしている（介護分野においても同様の方向性で給付改革が求められるとしている）。

このうち一部はすでに実施されている。二〇一四年の予算措置としてうがい薬のみの単独処方は保険適用されない（これが、うがい薬の負担の是非だけではなく、公的医療保険の必要充足・現物給付を壊すドリルとなることは前述のとおり）。また、医療・介護総合確保法に伴い改定された保健師助産師看護師法改定で、研修を受けた場合は看護師の「特定行為」が可能となっている。

医療費の支出目標設定のもとでの地域医療構想（ビジョン）と医療費適正化計画が動きだすと同時に、戦後医療保障の根幹である公的医療保険による診療を突き崩す「ドリル」を内蔵した制度改定が、あの手この手で繰り出される危険性が高い。

6　保険者機能の強化

(1) 後期高齢者医療の抑制・被用者保険抑制の悪循環

医療費の支出目標達成は地域医療構想（ビジョン）と医療費適正化計画の連動だけで果たされるものではない。ここで浮上してくるのが、保険者機能の強化である。これについては第1章で詳しく論じられるので、ここでは医療費削減政策との関連にしぼって述べておきたい。財政制度分科会の「基本的考え方」で、「保険者機能の発揮・強化」として述べている点を要約すると、次のようになる。[*30]

給付の重点化・効率化には保険者機能の発揮・強化が必要である。被用者保険側から高齢者医療費に直接関与する手段をもっていないが、負担金・納付金が負わされている。しかし、財政調整は避けられず、公費負担を高める余地もない。これらを前提にすれば、国民健康保険と後期高齢者医療の「支出目標」が重要であり、国民健康保険の都道府県化移行を進めていく必要がある。被用者保険が加入者の医療費効率化をした場合、高齢者医療への支援金・納付金の負担を軽減することで、保険者機能の発揮・強化を促すことができる。後期高齢者支援金の加算・減算を、アウトカムである医療費効率化の度合い＝保険者ごとの「支出目標」達成の度合いに応じたものとすべきであり、大幅に引き上げることが考えられる。前期高齢者納付金も同様の仕組みにすべきである。

ここで述べていることは二つである。一つは、医療費の「支出目標」設定とその達成に追い立てる当面のターゲットは国民健康保険と高齢者医療制度であり、そのために国民健康保険の都道府県化により医療費抑制策推進主体を形成しなければならない、ということである。もう一つは、現役の被用者保険には、加入者の医療費「支出目標」の達成を迫り、それに効果があれば後期高齢者医療への負担を軽減するというメリットを与えるようにすべきだということである。

後期高齢者医療制度の医療給付費については、公費負担が約五割（国四：都道府県一：市町村一）、現役の被用者保険の支援金が約四割、高齢者の保険料が約一割という負担割合になっている。被用者保険の支援金は、各保険者が一人あたりの負担見込み額に被保険者本人と被扶養者を合わせた加入者数を掛けて計算する（ただし、二〇一四年度までは三分の一の総報酬割が導入されている）。前期高齢者医療は、どの健康保険も同じ率で前期高齢者が加入しているとみなして給付費を調整する。前期高齢者の加入率が全保険者平均を下回る健康保険や公務員の共済組合などは納付金を納める。

被用者保険にとって、こうした高齢者医療への負担が財政上大きな問題になっていることは確かである。たとえば健康保険組合連合会による全国一四一九健康保険組合の二〇一三年度の決算概要によれば、後期高齢者医療への支援金と前期高齢者納付金・退職者給付拠出金の合計が、前年度比一四一一億円増加し三兆二七三九億円となり、保険料収入の五割以上を支援金・納付金に充てている組合が全体の四六二組合（全体の三二・六％）、保険料収入で義務的経費を賄えない組合が五四〇組合（全体の三八・一％）となっており、支援金・納付金が健康保険組合財政を圧迫していることが明らかにされている。[*31]

そもそも、後期高齢者医療制度の財政構造そのものに大きな問題があるのだが、[*32]財政制度分科会は高齢者医療制度の財政問題を解決するのではなく、被用者保険が加入者の医療費支出を抑制・削減できれば、納付金・負担金を減算するというのである。これでは高齢者医療の財政基盤をますます掘り崩し、被用者保険自体も医療費抑制・削減の悪循環に追いこまれることになる。

雇用の不安定化・流動化、非正規雇用の拡大、賃金の低下という被用者保険加入者をめぐる問題が解決されず、健康保険の基盤そのものが新自由主義改革のなかで掘り崩されている。医療費支出目標達成への取り組みは被保険者・家族の健康悪化・医療へのアクセス制限によって、結果として医療費を増加させるだろう。被用者保険を立て直す方策と高齢者医療に関する公費負担責任を高める方策をとらずに、目先の財政負担をエサに、医療費を抑制をねらい保険者機能を発揮させようとするものである。

(2) 保険者機能の強化をどうとらえるか

ところで、保険者機能とは何であろうか。実は「保険者機能」といっても意味は多様である。医療保障研究の第一人者である西岡幸泰は、『『社会保険』をどう規定するかで『保険者機能』の捉え方がことなる。

また、医療保険・医療制度に関わる経済的・社会的『規制』について、これのどこまでを『与件』と考えるかによっても、『機能強化』のためのメニュー選択幅が大いに違ってくる」[*33]と指摘している。そして、政府関係の審議会・諮問機関の提案に通底するイデオロギー的な枠組みと戦略・戦術について、次の三つの特徴があるとしている。

第一に、社会保険の社会政策的本質を抹消して、「リスク・プーリングシステム」(保険の用語で、リスクをもつ数多くの人が集まり、リスクを集積してリスクに直面したときに経済的給付を得ることができるようにし、個人のリスク対策費用を減少させる)に見立て、「保険市場モデル」を挿入し、医療費の抑制に有効なもの、実現可能性のありそうなものを政策メニューに並べる。第二に、保険者機能強化のために「国民皆保険の壁」を取り払うことにもっぱら焦点がおかれる。健康保険組合の管理運営の規制、保険給付や保険料率の規制も緩和・撤廃せよということになる。第三に、保険者の医療機関に対する交渉力を強める諸方策に焦点化し、保険者と被保険者、保険者と医療機関、各保険者同士の間に選択と競争が作用するように設計する。しかし、皆保険のもとでは消去法的に保険者が医療機関を選択して保険診療契約を結ぶというアイデアにたどりつく。[*34]

保険者の医療機関に対する交渉力強化は安倍政権のねらう「保険者機能の発揮・強化」の一つにほかならない。この点について、西岡は保険者によるレセプトの第一次審査が、「測り知れないほどの破壊的影響力を『国民皆保険』体制に与える危険性を孕んでいることに注意しなければならない」[*35]とし、保険者と医療機関の選択的契約制に近づき、被保険者の医療機関のアクセスに影響を与え、「マネジド・ケア」に道を開くことを懸念している。

(3) 保険者による診療抑制——マネジド・ケアへの道

「マネジド・ケア」とは何であろうか。これについても、統一された見解、定義が存在するわけではないが、アメリカの医療保険市場で発達した医療管理であり、医療費の増大の要因は医療機関側にあるという前提で、医療費抑制のために医療の内容・範囲を保険者が管理し、医療者（主に医師）の裁量を狭め治療の決定権を保険者に委ねるシステムであるといってよいだろう。[*36] 医療経済学者の遠藤久夫はアメリカのマネジド・ケア・ヘルスプランは多様だとしながらも、その基本構造に共通の特徴があるとして、次のように解説する。[*37]

【医師―保険者関係】①医療への介入——医師と患者の間の医療に保険者が経済的観点から介入する。その方法は、モニタリング（診療内容審査が代表）、インセンティブ（医師や病院に経済的なリスクを負担させ、医師に費用対効果の高い医療を選択させるインセンティブを与える）、医療の標準化（前二者を実効あらしめるために医療を標準化する）の三つに分類できる。②医師・病院のネットワーク化——マネジド・ケア・プランは大きな交渉力をもつため、費用対効果の高い医師・病院との間で選択的契約を締結することができ、保険者と医師・医療機関の関係が長期的・包括的契約関係にもとづくネットワークを形成する。

【患者―保険者関係】①医療機関選択の制限――費用対効果の高い医療供給者を受診するよう、保険加入者に医療機関の選択制限を課す。ネットワーク外の医療機関を選択した場合は給付水準が減額される。②患者（保険加入者）の組織化――保険者を結節点として患者と医療供給者との関係を長期的包括的な関係に組み替える。

遠藤は、マネジド・ケアを単に医療費抑制の方策とみるのは本質的ではなく、医療のもつ非効率性を改善する制度的イノベーションであるとみるべきだとする。しかし、副作用として広い意味での医療の質の低下、高リスク者排除の議論があることも紹介している。[*38]

またアメリカの医療実態に詳しい李啓充はアメリカのマネジド・ケアの登場後、保険会社が「患者の利益」より「コスト抑制」を優先し患者の味方ではなく契約先の企業の味方として振る舞い、患者が医師と相談して決めた治療方針について保険給付を拒否することも日常茶飯事に起こり、医療の質の向上に反し患者の怒りを買っていることを指摘している。[*39]

(4) 被用者保険を含んだ医療保険都道府県化のもくろみ

保険者機能の強化も、安倍政権になってでてきた話ではない。たとえば、一九九六年に厚生省（当時）の医療保険審議会は、今後の医療保険のあり方をめぐって保険者が被保険者に医療機関の情報提供を積極的に行うことや、「保険者が医療機関の質について評価する方法を導入することなどにより、保険者の自律性を高める。また、自律性を高めるため、保険者規模を適正なものとするなど保険者集団のあり方を見直す」という提案を厚生大臣に行っている。[*40] また、一九九八年には行政改革推進本部が規制緩和に関する見解で「医療費の適正化が重要な課題となっており、保険者自らがレセプトの審査を行うことは保険者の財政管理に資するだけでなく、審査事務への競争原理の導入、不適切な診療の抑制等さまざまな面で利点がある」とし、「保険者機能の強化」をうたっている。[*41]

「保険者機能の強化」が医療制度の新自由主義的改革の一環を構成していることは明らかであるが、安倍政権による医療制度改革の動きと重ねて考えたときに、これまで議論されてきた保険者の医療機関への発言力だけではなく、医療提供体制への発言力（提供拡大への抑制力）も加えた発想とみなければならない。なぜなら、個々の医療機関の被保険者に対する診療について審査し介入する方法だけではなく、受診の誘引となる医療供給そのものを抑制・削減させる手段をとれなければ、保険者が医療費支出目標を達成することはとうていできないからである。

その対象は、高齢者医療はもちろん、被雇用者の医療にまで及ぶことになるだろう。そして、国民健康保険の都道府県化だけではなく、被用者保険と国民健康保険を統合する構想（まずは協会けんぽからの統合論が予測できる）、つまり公的医療保険そのものを都道府県化する具体的構想がだされることが予想できる。

医療保険制度の地域統合は以前からもちだされている。二〇〇二年には、「保険者の財政的安定を確保するとともに、地域の医療提供のまとまりに見合った保険者になるよう保険者の再編・統合を進める。年齢や地域の医療提供体制の状況などによって差がある医療費について、不合理な格差を是正する。(中略)以上のような制度を通じた給付の平等・負担の公平を推進することによって、医療保険の一元化を目指す[*42]」としていた。

医療保険制度の地域統合は、医療費支出目標の達成のために、診療報酬請求を審査し、提供体制を規制・抑制する機能を保険者に発揮させるための発想でもある。

(5) 都道府県単位で医療費抑制を強化させる仕掛けづくり

財政制度分科会の「基本的考え方」では、保険者の都道府県化で「都道府県が、地域医療の提供水準と、標準的な保険料等の住民負担のあり方を総合的に検討することが可能となり、規律ある提供体制改革が実現する」としている。また「建議」でも「医療提供体制に関する計画の策定に関する責任主体と国民健康保険の保険運営の責任主体が都道府県で一致する」としている。都道府県単位で医療費支出目標を統制的に算出させ(「不合理な差異」も解消して抑制的に算出させる)、その実現のために切実な保険財政の問題をかかえている保険者がより強力に医療機関の診療内容の審査をして低医療費体制を敷くことを期待し、さらに医療費増大=保険財政の悪化の要因となる医療提供体制を抑制・削減するために計画策定に影響力・発言力をもった保険者をつくる。これが規律ある提供体制改革であり、医療提供体制計画の責任主体と保険運営の責任主体の都道府県での一致という言葉にこめられた改革のねらいである。

付言しておくと「フリーアクセスの緩やかな制限」を許せば、保険者機能の強化にかかわって、被保険者が地域医療構想圏域や二次医療圏か一次医療圏を超えて受診する場合の給付制限（患者負担増大）や受診できる医療機関の制限（保険者との契約機関と契約外の差別をつける）が行われる危険性が高くなる。また、そうしなければ都道府県単位での医療費支出目標の達成などできない。したがって、医療提供体制の対象は当面は病院であるが、いずれ診療所のあり方も対象となってくることが予測できる（先に、財政制度分科会の議論を紹介した）。

さらに、提供体制の再編に診療所を含めるということは、患者が病院や専門的医療機関にアクセスすることを制限するゲートキーパーとして総合医（総合診療専門医）を機能させる方針に「発展する」（改悪される）ことも予測できる。さらに、病院および診療所における専門医の制限を行わなければ、提供体制の制限は完結しない。提供体制には医師の規制が含まれるとみなければならない。いわゆる「地域完結型の医療」という意味は、こうしたフリーアクセスの制限を含んだ意味と解することができる。いずれにしても、安倍政権が保険者に発揮させたい機能は診療だけではなく、サプライ（供給）まで視野に入っているのである。

7　動きだした「医療・介護総合確保法」

(1) 医療費削減に向けた第一段階

これまでみてきた改革のねらいを受けて二〇一四年に関連する法改定がなされ、二〇一五年以降も改革が推し進められようとしている。現在（二〇一四年一二月）までで確定している内容が、安倍政権の医療制度改革のすべてではない。大きな枠組みを定め、次第にその実施内容・具体的な方法（政策手段や政策技術）をつくりあげていくという段階に入っている。

本章のはじめに説明したが、現段階での改革推進の枠組みと政策手段を指し示したのが医療・介護総合確保法である。その全体概要は図表2、3のとおりである。医療提供体制については、①医療法改定に関連して動いている「病床機能報告制度」、「地域医療構想（ビジョン）」、②医療・介護総合確保法による、「総合確保方針」策定と提供体制づくりのための「地域医療総合確保基金」の創設・交付、③介護保険法改定による介護保険制度改定、④看護師の特定行為研修制度、がかかわってくる（なお、「地域医療総合確保基金」、介護保険制度改定、看護師の特定行為研修制度も医療費目標管理、医療提供体制改革に重要な関連をも

図表2　地域における医療及び介護の総合的な確保を推進するための関係法律の整備等に関する法律（概要）

趣旨

持続可能な社会保障制度の確立を図るための改革の推進に関する法律に基づく措置として，効率的かつ質の高い医療提供体制を構築するとともに，地域包括ケアシステムを構築することを通じ，地域における医療及び介護の総合的な確保を推進するため，医療法，介護保険法等の関係法律について所要の整備等を行う。

概要

1．新たな基金の創設と医療・介護の連携強化（地域介護施設整備促進法等関係）

①都道府県の事業計画に記載した医療・介護の事業（病床の機能分化・連携，在宅医療・介護の推進等）のため，**消費税増収分を活用した新たな基金を都道府県に設置**

②**医療と介護の連携を強化**するため，厚生労働大臣が基本的な方針を策定

2．地域における効率的かつ効果的な医療提供体制の確保（医療法関係）

①医療機関が都道府県知事に**病床の医療機能（高度急性期，急性期，回復期，慢性期）等を報告し**，都道府県は，それをもとに**地域医療構想（ビジョン）**（地域の医療提供体制の将来のあるべき姿）を医療計画において策定

②**医師確保支援**を行う地域医療支援センターの機能を法律に位置付け

3．地域包括ケアシステムの構築と費用負担の公平化（介護保険法関係）

①在宅医療・介護連携の推進などの**地域支援事業の充実**とあわせ，**予防給付（訪問介護・通所介護）を地域支援事業に移行し，多様化**　※地域支援事業：介護保険財源で市町村が取り組む事業

②**特別養護老人ホーム**について，在宅での生活が困難な中重度の要介護者を支える機能に重点化

③**低所得者の保険料軽減を拡充**

④**一定以上の所得のある利用者の自己負担を２割へ引上げ**（ただし，一般の世帯の月額上限は据え置き）

⑤低所得の施設利用者の食費・居住費を補塡する**「補足給付」の要件に資産などを追加**

4．その他

①診療の補助のうちの**特定行為を明確化**し，それを手順書により行う看護師の研修制度を新設

②**医療事故に係る調査の仕組み**を位置づけ

③医療法人社団と医療法人財団の合併，持分なし医療法人への移行促進策を措置

④介護人材確保対策の検討（介護福祉士の資格取得方法見直しの施行時期を27年度から28年度に延期）

施行期日

公布日（平成26年６月25日）。ただし，医療法関係は平成26年10月以降，介護保険法関係は平成27年４月以降など，順次施行。

出典）第３回社会保険制度改革推進会議，資料３。

図表3　医療・介護提供体制の見直しに係る今後のスケジュール

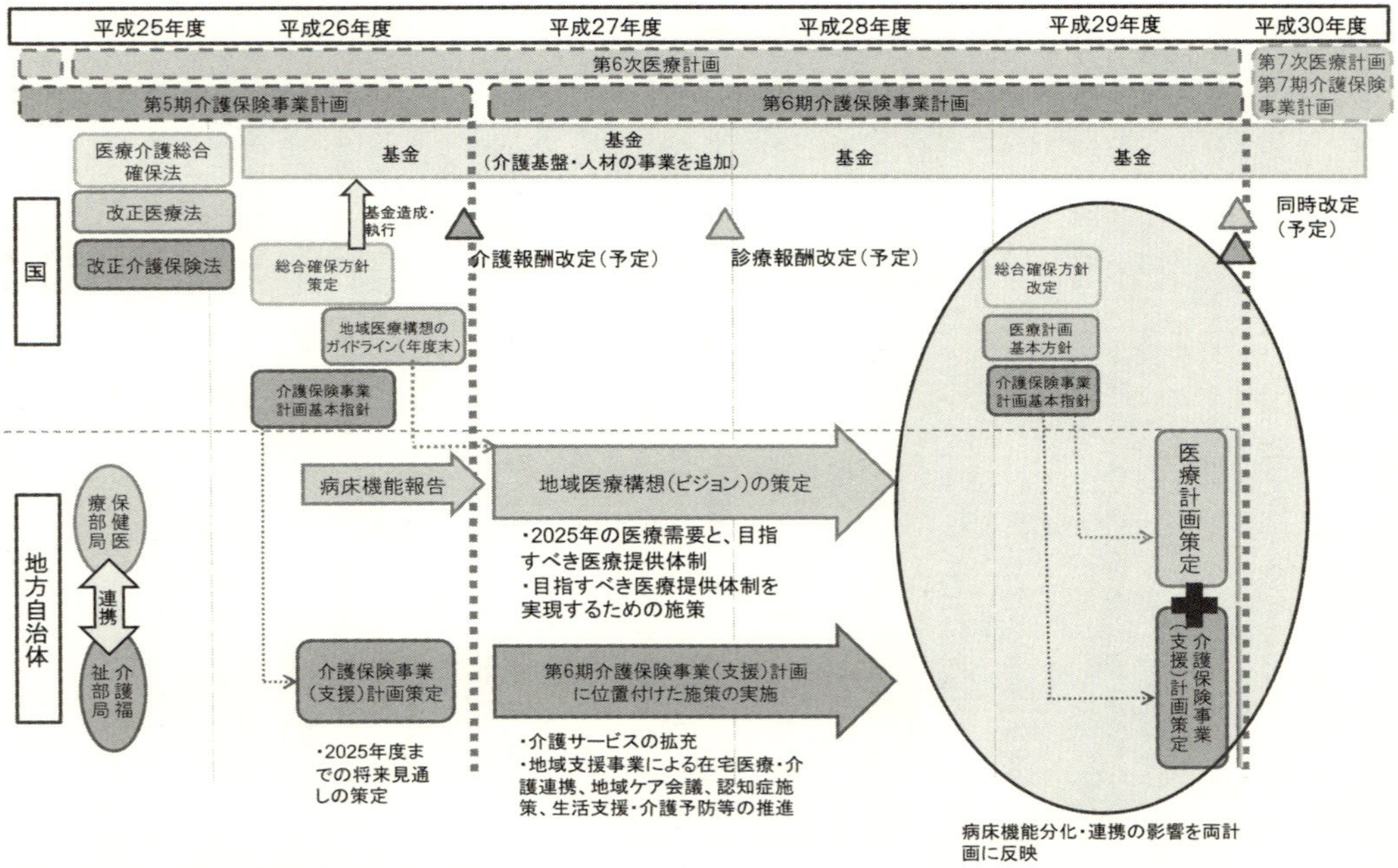

出典）第３回社会保障制度改革推進会議，資料３。

つが、検討の中心を医療費目標管理と病床機能報告にしぼったので、それらにまで言及できていない)。

入院基本料七：一の病床をターゲットにした病床削減と入院期間短縮を柱にした医療提供体制は「川上」の改革と称され、「地域包括ケアシステム」の構築は「川下」の改革と称されている。『医療から介護へ』、『病院・施設から地域・在宅へ』という流れを本気で進めようとすれば[*43]、「川上」から流出する患者を受けとめる「川下」＝地域での対策を打つ必要がある。ところが、政策サイドの「地域包括ケアシステム」は、地域を医療と社会福祉を保障する場としてとらえ、そこに公的資源を投入し提供体制を整備し住民の安心を確保する政策展開とはなっていない。

「地域包括ケア」とはいっても政策側のねらいは、住み慣れた「自宅」で医療と社会福祉が保障されて終末を迎えるケアの保障にあるわけではない。サービス付き高齢者向け住宅や有料老人マンションなど高齢者向け居住の供給市場を活性化し、そこへ住みかえ、居住周辺からサービスを購入して生活を維持する高齢期の自己責任型生活様式を国民に求めるものになっている。今回の医療・介護総合確保法では「地域包括ケアシステムの構築」も法の趣旨にうたわれているが、こうした路線を外れるものではない。本来の地域包括ケアとは、地域における医療・社会福祉の供給保障をどうつくるかにある。「地域包括ケア」も重要な争点となるが、ここではこうした指摘にとどめておく[*44]。

(2) 病院経営を左右する病床機能報告

「病床機能報告制度」、「地域医療構想（ビジョン）」は、医療機関の再編と提供体制の統制の突破口としての役割をもつ（図表4、5）。これは、各医療機関（病院）に対して病棟単位で高度急性期機能、急性期機能、回復期機能、慢性期機能の四区分のなかから二〇一四年七月一日時点の機能と六年後の予定機能を一つ選択し、都道府県に報告させるというものである。しかし、実際に報告データを送信するのは都道府県ではなく全国共通サーバーであり、厚労省から委託を受けた「みずほ情報総研」が各病院・有床診療所の情報を管理している。

報告項目は、①構造設備・人員配置（許可病床数や稼働病床数、看護師やリハビリテーションスタッフ・薬剤師など、算定する入院基本料・特定入院料、DPC群、新規入院患者数、在棟患者延べ数、退棟先場所別患者数など）、②具体的な医療内容（手術の実施、がん・脳卒中・心筋梗塞への治療、重症患者への対応、救急医療の実施、急性期後の支援・在宅復帰支援、全身管理、疾患別のリハビリテーションなどレセプト）を含む詳細な情報から構成されている（DPCとは、Diagnosis Procedure Combination：急性期入院医療を対象とした診療報酬の包括評価制度）。したがって、各病院の経営の根幹にかかわる情報を、一営利企業に委託して集計させる方式に批判の声も小さくない。*45

ただし、二〇一四年度は病院単位の報告にとどめられ、定量的内容ではなく、定性的内容を一〇月三〇

図表4　病床機能報告制度と地域医療構想（ビジョン）の策定

○　**病床機能報告制度（平成26年度～）**
　医療機関が，その有する病床において担っている医療機能の現状と今後の方向を選択し，病棟単位で，都道府県に報告する制度を設け，医療機関の自主的な取組みを進める。

○　**地域医療構想（ビジョン）の策定（平成27年度～）**
　都道府県は，地域の医療需要の将来推計や報告された情報等を活用して，二次医療圏等ごとの各医療機能の将来の必要量を含め，その地域にふさわしいバランスのとれた医療機能の分化と連携を適切に推進するための地域医療のビジョンを策定し，医療計画に新たに盛り込み，さらなる機能分化を推進。
　国は，都道府県における地域医療構想（ビジョン）策定のためのガイドラインを策定する（平成26年度中）。

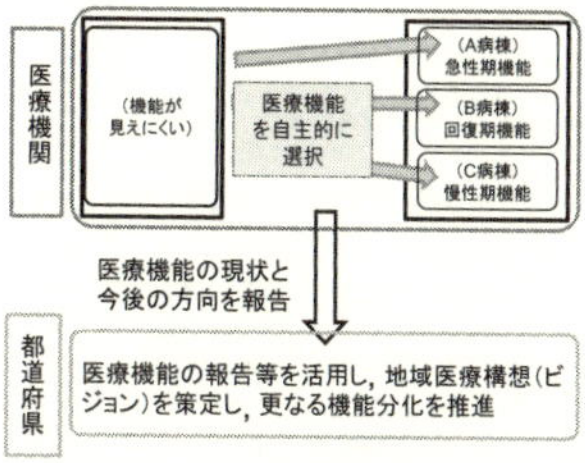

（地域医療構想（ビジョン）の内容）

1. 2025年の医療需要
入院・外来別・疾患別患者数　等

2. 2025年に目指すべき医療提供体制
・二次医療圏等（在宅医療・地域包括ケアについては市町村）ごとの医療機能別の必要量

3. 目指すべき医療提供体制を実現するための施策
例）医療機能の分化・連携を進めるための施設設備，医療従事者の確保・養成等

出典）第３回社会保障制度改革推進会議，資料３。

日までに報告することになった。これは、病床機能報告のあり方を検討している「病床機能情報の報告・提供の具体的なあり方に関する検討会」の第一二回（二〇一四年七月一四日）[*46]で厚労省から「議論の整理」が示され、確定したものである。

「議論の整理」では、次のように記されている。「医療機能を選択する際の判断基準は、病棟単位の医療の情報が不足している現段階では具体的な数値等を示すことは困難であるため、報告制度導入当初は、医療機関が、上記の各医療機能（高度急性期、急性期、回復期、慢性期の区分とその機能のこと――筆者注）の定性的な基準を参考に医療機能を選択し、都道府県に報告することとする」。

また、六年後の機能（六年が経過した日における病床の機能）も報告するが、変更を予定している場合はその時期（目途）も報告すること、二〇二五年の予定に

図表5　医療機関が報告する医療機能

◎ 各医療機関（有床診療所を含む。）は病棟単位で（※），以下の医療機能について，「現状」と「今後の方向」を，都道府県に報告する。

※ 医療資源の効果的かつ効率的な活用を図る観点から医療機関内でも機能分化を推進するため，「報告は病棟単位を基本とする」とされている（「一般病床の機能分化の推進についての整理」（平成24年6月急性期医療に関する作業グループ）。

◎ 医療機能の名称及び内容は以下のとおりとする。

医療機能の名称	医療機能の内容
高度急性期機能	○ 急性期の患者に対し，状態の早期安定化に向けて，診療密度が特に高い医療を提供する機能
急性期機能	○ 急性期の患者に対し，状態の早期安定化に向けて，医療を提供する機能
回復期機能	○ 急性期を経過した患者への在宅復帰に向けた医療やリハビリテーションを提供する機能。 ○ 特に，急性期を経過した脳血管疾患や大腿骨頚部骨折等の患者に対し，ADLの向上や在宅復帰を目的としたリハビリテーションを集中的に提供する機能（回復期リハビリテーション機能）。
慢性期機能	○ 長期にわたり療養が必要な患者を入院させる機能 ○ 長期にわたり療養が必要な重度の障害者（重度の意識障害者を含む），筋ジストロフィー患者又は難病患者等を入院させる機能

（注） 一般病床及び療養病床について，上記の医療機能及び構造設備・人員配置等に関する項目・提供する医療の具体的内容に関する項目を報告することとする。

◎ 病棟が担う機能を上記の中からいずれか1つ選択して，報告することとするが，実際の病棟には，様々な病期の患者が入院していることから，提供している医療の内容が明らかとなるように具体的な報告事項を報告する。

◎ 医療機能を選択する際の判断基準は，病棟単位の医療の情報が不足している現段階では具体的な数値等を示すことは困難であるため，報告制度導入当初は，医療機関が，上記の各医療機能の定性的な基準を参考に医療機能を選択し，都道府県に報告することとする。

出典）第３回社会保障制度改革推進会議，資料３。

ついては、参考情報として任意で報告することになった。

いずれにしても、詳細な項目にもとづき一つ一つの病棟そのものの機能を将来も見通して求める方法は「基準病床制度」とは異なり、ベッドの数だけではなく役割に踏みこんだ規制をかけることを意味している。機能別の病床数の維持は各医療機関の裁量・判断に委ねられるわけではない。一定のエリア（医療構想圏域、おそらくは当初は医療計画の二次医療圏と一致させると思われる）での統制が行われる。

この病床機能は、あくまで各医療機関の自主的な判断で選択する建前になっている。しかし、医療機関は厚労省の作成するマニュアルと診療報酬（二〇一四年度改定）に誘導されながら機能報告を提出せざるをえない。この点で象徴的だった議論が「病床機能情報の報告・提供の具体的なあり方に関する検討会」で交わされている。検討会では医療関係の構成員から、「高度急性期」をどう定義するのか疑問の声がだされていた。これに対して厚労省は、特定機能病院で診療密度がとくに高い医療を提供する病棟、また救命救急、集中治療室、ハイケアユニット、新生児集中治療室、小児集中治療室、周産期集中治療室があり、診療密度のとくに高い医療を提供する病棟などと回答しマニュアルに記載するとしたが、特定機能病院以外は高度急性期機能に該当しないという誤解を与えるなどと強く異論がだされ、結局マニュアルには記入されなかった。[*47]

今回は、あくまで定性的基準を踏まえ各医療機関の判断によるということで議論は収まったが、全国の病床機能報告が集約され、さらに厳密な機能定義が行われるようになると、各医療機関が考える「めざすべき機能」と厚労省が示す病床機能との間の乖離は避けられなくなるだろう。それは、今後の病棟経営を直撃することになる。

(3) 地域医療構想（ビジョン）のねらい

病床機能報告制度のデータは「地域医療構想（ビジョン）」と連動しており、都道府県は各医療機関からだされた病床機能報告を踏まえて二〇二五年の「地域の医療需要の将来推計」を行い、「各医療機能の将来の必要量」を含む医療供給体制の構想＝「地域医療構想（ビジョン）」を策定する。これは、医療計画に「追記」されることになっている（図表6）。二〇二五年の需要を予測し、それを前提に病床機能別

図表6　医療機能の分化・連携に係る取組みの流れについて

○　病床機能報告制度の運用開始，地域医療構想（ビジョン）の策定及び都道府県の役割の強化等を含めた医療機能分化・連携に係る取組みの流れを整理すると，以下のようになると考えられる。

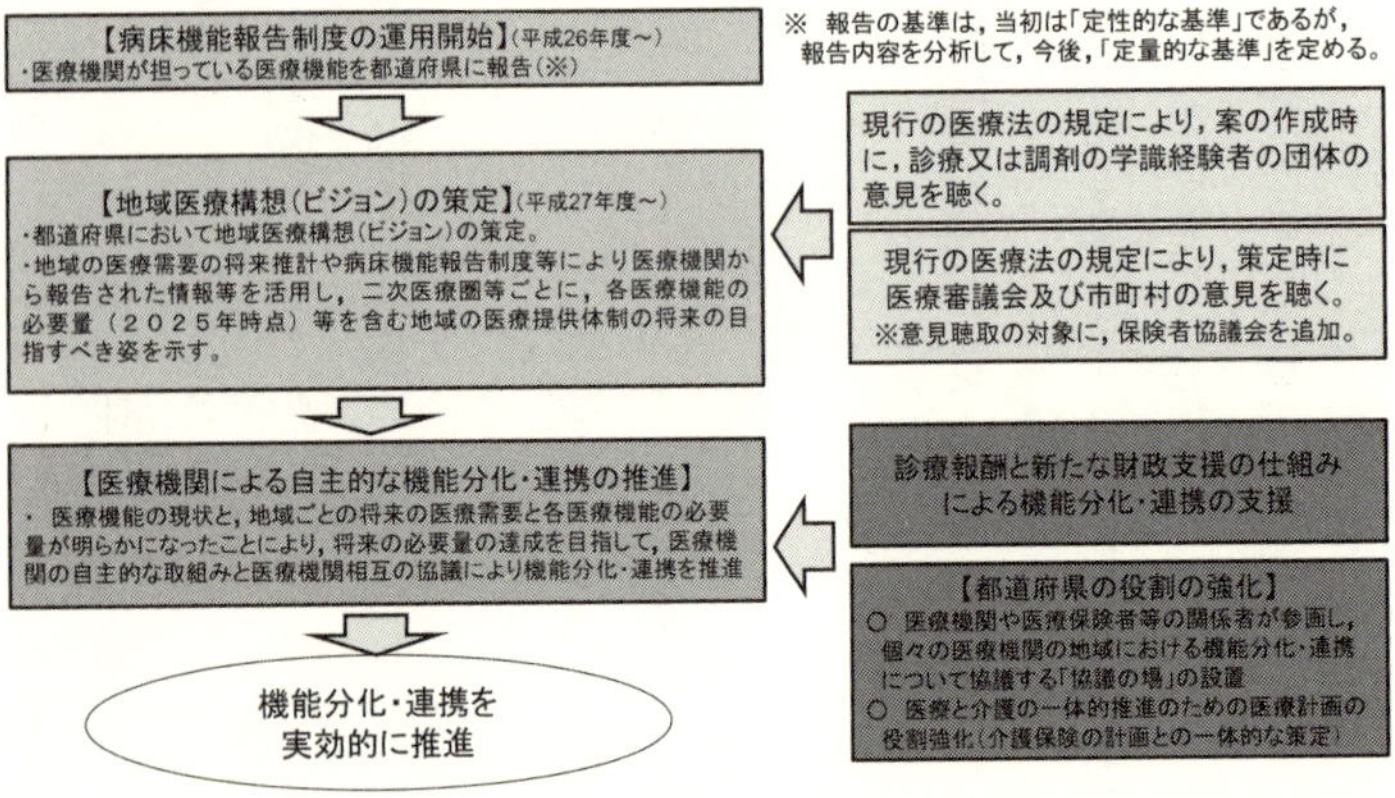

出典）第３回社会保障制度改革推進会議，資料３。

の必要量を確定させ、その実現の方策をとる。不足する病床を増やすことも含まれるが、むしろ、必要量を上回る病床数を削ることが後者が主要課題となるだろう。

医療費の支出目標を達成するために将来需要を前もって固定し、入院期間の短縮、大病院への患者のアクセス制限、慢性期病床の抑制など供給量を制限できる方策を、都道府県に計画させるというものである。

二〇一五年以降に都道府県が策定する「地域医療構想（ビジョン）」は、①二〇二五年の医療需要、②二〇二五年にめざすべき医療提供体制、③めざすべき医療提供体制を実施するための施策、の三つの柱から構成される。厚労省は「地域医療構想策定ガイドライン等に関する検討会」（以下、「ガイドライン検討会」）を二〇一四年九月一八日に設置し、都道府県が「地域医療構想（ビジョン）」を策定する際のガイドラインの検討をはじめている（とりまとめは二〇一五年一月中の予定）。

(4) ガイドラインによる分権的統制

ガイドラインは、都道府県への「分権的統制」の役割を果たすものである。事実、地域医療計画課長は「ガイドライン検討会」のなかで、「ガイドラインは、従うべきというよりも、むしろ従っていただきたいものでございますし、まさに都道府県がガイドラインをもとに、地域医療構想を立てやすくするという意味合いがございます。したがいまして、全く違うものをつくったときにどのようなペナルティーがあるか、それは法律上も特に書いておりません」と述べている。

これに対して、医療関係の構成員から厳しい批判がだされた。「今の議論は非常に問題がありますよ。ガイドラインは従っていただきたいものだというのは違うでしょう。（中略）ガイドラインは参考です。そして地域医療構想は、四七都道府県あれば四七通りある。県の中でも、構想区域ごとにいろいろ特色があるのだと。地域の実情を反映しながら地域医療構想をつくっていって、協議の場で議論しながら、二〇二五年の医療提供体制を構築するのだと何度も確認しながら進めてきたはずです。（中略）都道府県庁は、ガイドラインと違うからだめだと、極めて高い確率で言いがちなのです。そういうことを抑止するために、ガイドラインはあくまでも参考だということを確認しながら議論をしてきたつもりです。課長、申しわけないけれども、補足と言いますか、言い直していただけませんか」[*48]。本来の地方分権の考え方に立てば、後者の意見が正しいことになる。しかし、医療費目標管理－医療費削減策のためには、ガイドラインを分権的統制の手段として活用するベクトルが強まるであろう。今後、厚労省の示すガイドラインがまとめられるが、主体的に都道府県が「地域医療構想」を策定するよう働きかける必要があるだろう。

さて、「ガイドライン検討会」に対して厚労省は、①地域医療構想策定ガイドラインに盛りこむ事項、②策定した地域医療構想の達成の推進のための「協議の場」の設置・運営にかかわる方針、③病床機能報告制度において報告される情報の公表のあり方、④その他、地域医療構想の策定および実現に必要な事項の検討を求めている。[*49]

①地域医療構想策定ガイドラインに盛りこむ事項には、以下の五点が含まれている。

（1）あるべき将来の医療提供体制の姿について——今後の地域の医療提供体制の方向、構想区域の設定の考え方。

（2）二〇二五年の医療需要の推計方法——入院・外来、疾病別の推計方法。在宅医療を含む。原則として都道府県と二次医療圏単位で推計する。

（3）二〇二五年の各医療機能の必要量の推計方法について——在宅医療を含む。原則として都道府県と二次医療圏単位で推計する。

（4）あるべき将来の医療提供体制を実現するための施策等について——策定後の具体的方策。病床機能の転換等医療機能の分化・連携の推進、急性期経過後の受け皿となる病床の整備・在宅医療の推進、医療従事者の確保・養成、都道府県の役割の適切な発揮。

（5）都道府県において地域医療構想を策定するプロセス。

医療需要との関係では、病床機能別に病床の必要量を推計する、つまり機能別に病床数の需要を計算し、さらに病床の「機能の転換等」といっているように、おそらく入院基本料七：一の病床を削減し、報告数が多い急性期を回復期・慢性期に転換させることがテーマになってくることである。これは、後で述べる「協議の場」と都道府県知事の役割にも大きくかかわってくる。

(5)医療需要推計の算定方法

安倍政権の医療制度改革の最も中心に位置する医療費支出目標管理の主要政策技術となる将来の医療費推計は、厚労省ではなく首相を本部長とする社会保障改革推進本部のもとにある専門調査会・ワーキンググループで検討されていることは前述のとおりである。

「ガイドライン検討会」で二〇二五年の医療需要の推計方法が最初に示されたのは、第二回（二〇一四年一〇月一七日）以降である。第三回（一〇月三一日）で厚労省が示した「二〇二五年の医療需要の推計の考え方（案）」では、およそ次のようになっている。

（1）医療機能（病床機能）ごとに入院の医療需要を算出し、病床数を推計する。DPCデータやNDB（レセプト情報・特定健診等情報データベース）を活用する。

（2）入院の医療需要は一日あたりの患者数であり、人口（性・年齢階級別）に入院受療率（一〇万人対入院患者数。性・年齢階級別）を乗じて算出する。その際、国立社会保障・人口問題研究所の二〇二五年の推計人口を用いる。

①疾病ごと（五疾病とそれ以外か、DPCの主要診断群一八分類を使う）の医療需要を推計する、②都道府県、構想区域で医療需要を算出し、病床数を推計し、医療機能分化・連携を進める、③患者の流出入には急性期・慢性期などの区別をする、④入院受療率の地域差は現状を用いるのではなく、地域差の要因分析を行ったうえで補正を行う、平均在院日数の差に伴う医療機能別の入院受療率の地域差について補正を行う。

（3）高度急性期・急性期は病床機能報告の定義を踏まえ入院から医療資源投入量が落ち着く段階までの患者数とする。高度急性期は医療資源投入量がとくに高い段階の患者数とする。

（4）回復期・慢性期も病床機能報告の定義に従い、患者数を設定する。

（5）在宅は、現状は入院しているが入院後の機能強化と効率化によって在宅医療へ移行すると考えられる患者数と現状の在宅医療の患者数を合計する。介護老人保健施設以外の介護施設等も含まれる。

このようにごく大筋の考え方を示したものであり、会議のなかでも入院受療率の地域差をどう補正するのか、救急患者をどう扱うのか、地域包括ケア病棟はどこに位置づけるのかなどさまざまな議論がだされている。また厚労省の資料のなかにも急性期において、「出来高換算点数でみた医療資源投入量は落ち着いているが、引き続き、状態の安定化に向けた医療提供が継続されている患者も存在するのではないか」と急性期内部にも一定の区分が想定できることや、回復期・慢性期にかかわって「回復期リハビリテーションが必要な患者、重度の障害者（重度の意識障害を含む）、筋ジストロフィー患者及び難病患者以外の患者について、回復期機能・慢性期機能で対応する患者数を医療資源投入量等によって、どのように区分できるか検討する」必要があることが指摘されている。また在宅医療に関しては、①在宅医療提供体制の整備状況、②その地域差、③適正・効率的な在宅医療提供体制をどう反映するか検討する必要があることも指摘されている。

さらに第五回の「ガイドライン検討会」では、「DPCデータの分析による医療費資源投入量の推移及び各医療機能との関係について」、「あるべき将来の医療提供体制を実現するための施策等について」、第六回では「医療資源投入量による各医療機能の需要の推計について」の資料が示され厚労省から説明がなされ、意見が交わされている。

専門調査会は二〇一四年末までの三回、ワーキンググループも六回開催されているが、第三回（二〇一四年一二月二四日）の専門委員会におけるワーキンググループからの報告は、「医療機能別病床数について、DPC別一日当たり医療費を使う方法により推計する方法を検討中」とあり、医療費支出の目標管理を実現する政策技術の確定にまで至っているかどうかは把握しきれなかった。また厚労省の「ガイドライン検討会」の資料と議事録を確認する限り、それらが専門調査会・ワーキンググループでの検討をすべて反映したものとは明言されていない。

「ガイドライン検討会」と専門調査会・ワーキンググループの委員は一部重なっているが、前者で示す医療費の推計はすべて後者の検討に先導されるのか、されているのか、現時点では不明である。今後、「ガイドライン検討会」でだされる厚労省の提案と審議内容を、専門調査会・ワーキンググループでの検討内容とあわせて注視していかなければならない。なお、医療費の推計にかかわって、二つほど補足しておきたい。

(6) 在宅医療をめぐる論点

一つは、在宅医療についても医療需要を数値として推計することになる点である。

現在の都道府県医療計画では地域医療支援病院、在宅往診実施医療機関数、訪問看護ステーション数、チーム医療の職種養成、訪問薬剤管理指導が実施できる薬局数や医療福祉連携、在宅医療提供体制の充実を明記するのが通常である。つまり、医療計画として病床数の抑制は行われているものの提供サイドの整備も計画の内容として盛りこまれている。しかし、「地域医療構想（ビジョン）」は需要を計算することからはじまる。急性期病床の削減、入院期間の短縮など「川上」の制限的改革を前提にすれば、「川下」の地域医療の需要を高く計算することになるのが通常の判断である。「川上」から多くの患者が「川下」に押し出されることは想像に難くない。しかし、必要ではなく需要なので地域に戻される患者が多くなっても、どれだけの医療提供を行うのが適切と判断するかによって、数値は異なってくるだろう。

在宅医療の必要性を住民生活の実態にもとづいて計算すること、「適正・効率」の名のもとに、在宅医療の体制を抑制させせないこと、適正・効率的な提供体制を医師よりコストの低い医療者に担わせる発想にさせないことなど、地域医療提供体制をどう整備し充実させるのか住民要求を反映した議論が重要になってくる。

(7) 二次医療圏・構想区域と受診抑制の仕掛け

もう一つは、「地域医療構想(ビジョン)」において病床機能分化を進める単位となる「構想区域」の設定である。二〇一五年一〇月一日に施行される改定医療法には「地域における病床の機能分化及び連携を推進するための基準として厚生労働省令で定める基準に従い定める区域」(第三〇条の四第二項第七号)と定められている。省令でどのように定めるかが、検討会の課題となっているが、医療計画の「二次医療圏」を基本とすることになると考えられる。[*50] しかし、医療計画の「二次医療圏」と「構想区域」とでは発想が異なることに注意しておかなければならない。

「二次医療圏」は、地理的条件、住民の日常生活の需要充足、交通事情を考慮して一定の区域で病院・診療所の入院医療を提供する体制確保を行うための区域である。「構想区域」は病床機能分化と連携を推進する区域であり、今後の医療需要、必要量を計算し医療費支出目標を計算する基礎のエリアとなる。

「構想区域」で、患者の行動と医療提供のあり方をコントロールする方策を張りめぐらせることがめざされる。安倍政権の医療制度改革では「地域完結型の医療」をめざすとされている。「構想区域」で患者の受診行動をコントロールしなければ、医療費支出目標の達成はできない。一方で、「構想区域」で提供者の規制ができなければ機能分化や機能転換はうまくいかない。医療費適正化計画がいっそう洗練・発展していけば、「構想区域」が受診コントロールと医療提供規制のエリアとしてクローズアップされてくるだろう。

これまで患者の受診のコントロールは負担増大策を中心に行われてきた。しかし、改正医療法には「国民は、良質かつ適切な医療の効率的な提供に資するよう、医療提供施設相互間の機能の分担及び業務の連携の重要性についての理解を深め、医療提供施設の機能に応じ、医療に関する選択を適切に行い、医療を適切に受けるよう努めなければならない」（六条の二の三）という条文が新設された。機能を理解しない選択は不適切であり、受診や入院が阻まれる何らかの規制の導入に発展することが、予測できる。

今後、この条文と「構想区域」との関連でどのような方策が打ち出されるか、注視しておく必要がある。また当面は二次医療圏と重ねるとしても、今後、見直される可能性がある。「ガイドライン検討会」でも地域医療課長が、二〇一八年には第七次の医療計画策定に合わせて医療計画の圏域の見直しを行う可能性があるとしている。[*51]

(8) 地域医療構想（ビジョン）とガイドラインをめぐる争点

まだ厚労省の示すガイドラインの全貌がわからない段階であるが、争点となるのは次のようなことである。

第一に厚労省はガイドラインを地域医療構想策定の分権的統制の手段と位置づけているが、これに対して検討会での厳しい指摘もあったように都道府県が上意下達の発想ではなく地方自治の観点から地域の医療ニーズと要求を踏まえて地域の医療提供体制を主体的に考えられるのか、またそれを住民と医療関係者が迫るのかである。

第二に、強力に医療費抑制を推進するために医療提供体制の再編の基盤となる二次医療圏、構想圏域の見直しがいずれ議論の遡上にのぼってくることであり、それが住民の医療機関へのアクセスの制限・負担増大の改革をもたらす可能性である。また国民健康保険の都道府県化を皮切りに、保険者機能の強化（医療費抑制の観点から、診療内容に保険者が直接的にチェックを行う、あるいは被保険者の受診に制約を設けるなど）と関連する可能性である。

第三に、医療費支出の目標管理という政策のあり方である。安倍政権が意図している医療費目標管理のための政策技術は仕上がっているという段階ではなく、また医療の専門家から十分に納得されているというわけではないようである。そもそも病床機能の区分自体に医療の専門家から異議がないわけではない。

政策技術の設定によって、入院と在宅の需要予測が住民本来の医療ニーズと比べて過少に算出される恐れがあるのではないだろうか。理念・価値を問わない政策技術は、そのような危険に陥ることはないのだろうか。したがって、医療の専門家による厳しい評価と議論が求められる。この点で、DPCデータ活用の問題点を指摘した、医師の鈴木卓の見解を紹介しておきたい。

「今後の政策決定にデータ重視は当然であるが、医療ビックデータには既にさまざまなバイアスが掛っていることを十分に理解しておかないととんでもない誤った解釈・結論が生じる。さらには、意図的なデータの隠蔽や加工、恣意的な選択がなされないか否か、しっかり監視が必要である。この解決策には厚労省が集めた匿名化データをわれわれ医療関係者に全て生のまま（またはピアレビューの下に）公開することが、ぜひとも求められる。次回診療報酬改定論議はデータにもとづいて医療関係者のあらゆる英知を結集した共同の取り組みとすべきである」[*52]。医療費支出の目標管理の基礎となるデータに関して、国民の医療保障を守る観点から、医療の専門家による議論が必要である。

(9) 医療費支出目標管理は妥当か

社会科学的な見地から医療需要予測、医療費支出の目標設定について、若干の見解を述べておきたい。確かに自然科学的にはレセプトやDPCデータの分析から将来の医療費が予測できるかもしれない。しかし、地域には病気をもちながら医療機関を受診できない住民が少なからず存在する。その要因としては、

①経済的負担能力による受診抑制、②医療機関へのアクセスの条件が整わない（過疎地で交通手段がない、眼科、耳鼻咽喉科、産婦人科など内科とは異なり専門科が過疎地域では十分に提供できていない）、③不調を感じながらも重大な自覚症状がないため受診していないか、健康診断を受けていないため受診していない、④長時間労働・過重労働・過密労働によって医療機関を受診する余裕がないなどが考えられる。

医療ニーズは患者にとって「自己判定困難性」を特徴としている。[*53] しかも、貧困・低所得層の場合や自己判断能力が後退している場合は、ニーズが潜在化するのが特徴である。逆にいえば医療ニーズが実際の患者の需要（ディマンド）に転化するためには、医療費負担の軽減、医療機関へのアクセスの保障が不可欠である。この点では供給が需要を喚起するというのは一面であたっている。

現在の社会保険診療の窓口負担は、貧困・低所得層だけではなく勤労国民一般に重くのしかかっている。また、地方とくに過疎地域での専門診療科の不足は、医療ニーズの顕在化を阻害している。こうした潜在的な医療ニーズをもつ人たち、顕在化していない医療ニーズをどう把握するのかが、医療費推計のなかでは当然視野に入れられなければならない。

また、科学的に将来の医療費を推計できるとしても、それを達成すべき目標として設定し、提供体制を規制し受診行動をコントロールしてよいかどうかは、別の問題である。自然災害など予測できない事態が、地域の医療費を増加させることもある。その場合でも、医療費抑制政策を強行するのだろうか。また、医療機関の窓口負担が増えつづけ、受診抑制が国民一般に拡大し国民の健康権の侵害が社会的に拡大することと引き換えに、医療費削減目標が達成できたとしても、国民にとって何ら利益はない。社会保険にかかわる医療費は抑制できても、家計の医薬品購入など疾病にかかわる家計負担は増大し、疾病に伴う生活困難が広がるだけである。

医薬品・医療材料・医療機器が公正で適正な価格となっているのかという検証とあわせて、適正に医療費が支出されるための政策的な検討は必要である。しかし、国民経済的にまた国民の医療保障・健康権保障の観点から、これが妥当だという医療費をはじきだせるのだろうか。卓抜なる理論水準と先見性ある見識をもって「社会的共通資本」を提唱し、新古典派を鋭く批判してきた経済学者の宇沢弘文は、かつて次のように述べていた。

「医療費が年々高まるなかで、経済学の立場から、最適な医療費は、国民所得の何パーセントかという設問がしばしば提起されてきた。しかし、このような設問は、経済学の枠組みのなかでは論ずることはできない。むしろ、医学的な見地から望ましい医療制度はどういう性格をもつかという問題がとわれるべきであって、そのような医療制度を公正かつ効率的に運営するためにはどのような経済的もしくは経営的制度をとればよいかということを考察することから始めなければならない。要するに、医療を経済に合わせるのではなく、経済を医療に合わせるべきであるというのが、社会的共通資本としての医療としての考え方の基本認識であるといってよい」[*54]。

人間らしい労働（過密労働・過重労働・長時間労働の解消）、安全な食の保障、生活時間保障と余暇・国民スポーツの振興、自然環境保全など広範な領域を対象にした、国民の健康権を守る社会的規制の強化と政策抜きに、医療費抑制を至上命題にした医療費支出の目標管理を推進することが妥当といえるのか、疑問をもつのは筆者だけではないであろう。

8　医療提供体制をいかに改変するか

(1) 自主的な病床機能分化の限界

これまでみてきたように、各医療機関の病床機能報告を前提に、都道府県は「地域医療構想（ビジョン）」を策定する。病床機能報告はあくまで各医療機関の判断であり、おそらく二次医療圏内で急性期機能の病床が医療費推計・目標値からみた需要予測を上回ることになるだろう。実際に二〇一四年秋に全国の医療機関が報告した七月一日時点の医療機能別病床（今回は病院単位での報告となったのは前述のとおり）は、急性期が一般病床・療養病床合わせて四七％と圧倒的に多く、一般病床だけでみれば六二・四％となっている。一般病床の高度急性期と急性期を合わせると八四・二％となる（図表7）。また、六年後の予定でも、急性期は全体の四四・五％、一般病床だけでみれば五八・九％、一般病床の高度急性期と急性期

図表7　病床機能報告制度における機能別病床数の報告状況【速報値】

○ 以下の集計は，12月19日時点でデータクリーニングが完了し，集計可能となった医療機関におけるデータを集計した速報値である。
・報告対象となる病院7,432施設，有床診療所8,117施設のうち，11月30日までに病院6,808施設(91.6%)，有床診療所5,395施設(66.5%)が報告済み
・このうち12月19日時点でデータクリーニングが完了した病院5,181施設(69.7%)，有床診療所3,774施設(46.5%)のデータを集計した。
・集計対象施設における許可病床数合計は，939,462床
（cf. 医療施設調査(動態)における平成26年6月末時点の許可病床(一般，療養)の総数は1,339,640床)
・今回の集計対象施設についても追加のデータ修正等が生じる可能性があり，集計内容は変動し得る。

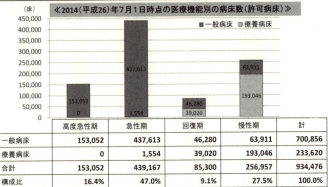

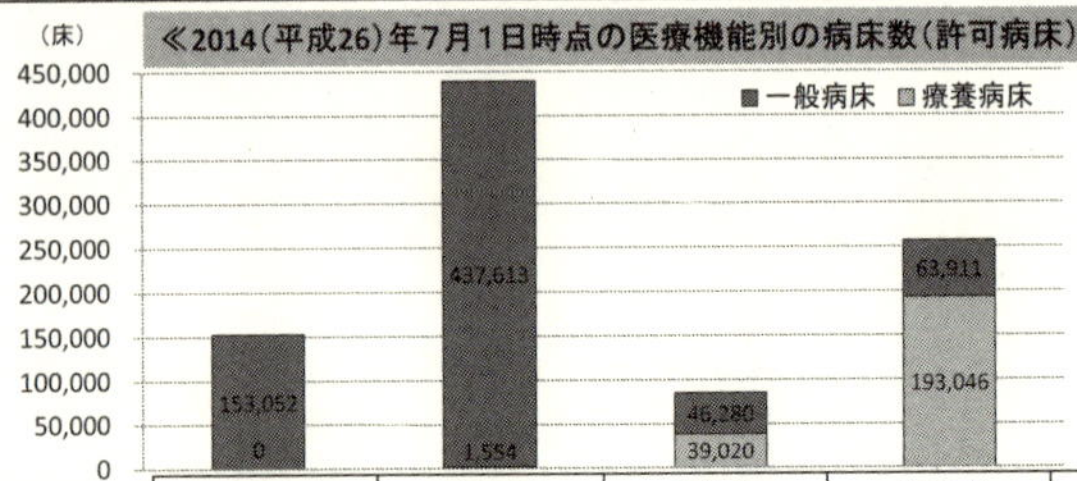

	高度急性期	急性期	回復期	慢性期	計
一般病床	153,052	437,613	46,280	63,911	700,856
療養病床	0	1,554	39,020	193,046	233,620
合計	153,052	439,167	85,300	256,957	934,476
構成比	16.4%	47.0%	9.1%	27.5%	100.0%

注）集計対象施設のうち，2014年7月1日時点の病床の機能について未回答の病床が4,986床分あり，上表には含めていない。
出典）第6回地域医療構想策定ガイドライン等に関する検討会，2014年12月25日，参考資料5。

を合わせると八一・六%となっている（図表8）。

いずれにしても、こうした状態をそのままにして「地域医療構想（ビジョン）」を策定するわけではなく、「病床機能分化・連携を実効的に推進する」という名のもとに各医療機関が報告した機能を変更させること、すなわち急性期を回復期に変更する、回復期を慢性期に変更するという措置をとる必要がでてくる。それは二段階で行われる。

まず、「医療機関の自主的な取り組み及び医療機関相互の協議」によって病床の調整・変更を行うための「協議の場」（構想区域ごと）の設置である。次にこれが不調の場合に、知事の権限で病床機能の変更を

図表8　6年が経過した日における医療機能の予定別の病床数（許可病床）

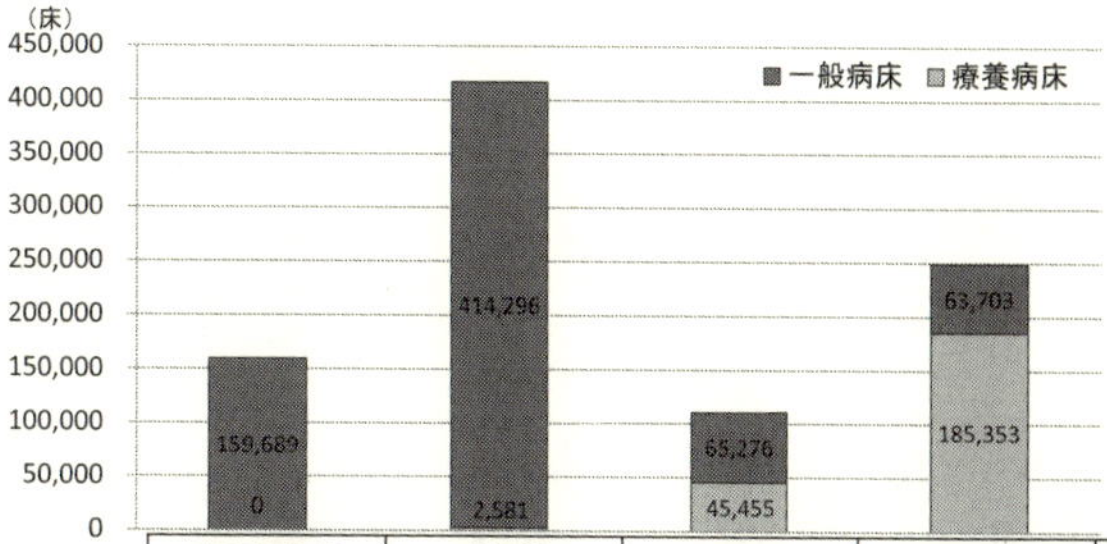

	高度急性期	急性期	回復期	慢性期	計
一般病床	159,689	414,296	65,276	63,703	702,964
療養病床	0	2,581	45,455	185,353	233,389
合計	159,689	416,877	110,731	249,056	936,353
構成比	17.1%	44.5%	11.8%	26.6%	100.0%

注）集計対象施設のうち，６年が経過した日における病床の機能について未回答の病床が3,109床分あり，上表には含めていない。
出典）第６回地域医療構想策定ガイドライン等に関する検討会，2014年12月25日，参考資料５。

行わせる「知事が講ずることができる措置」の実施、つまり知事の権限強化による調整である。

「協議の場」において、各医療機関が「病床機能」を自主的に変更するとは考えにくい。医療機関も経営上、入院基本料七：一の看護基準の病床を手放すわけにはいかない。苦労して確保してきた医師や看護師の数を見直し、地域において役割を果たしてきた自らの「機能」を簡単に変更できるとは考えにくい。各医療法人の存亡と、アイデンティティにかかわる変更を協議によって調整することは難しいだろう。

(2) 知事の権限強化

そこで、登場するのが都道府県知事の権限による病床機能の変更である。病床の転換の中止、医療機関へのペナルティ、病床削減要請など、これまでに

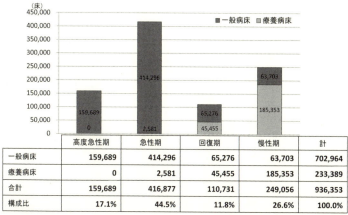

ない医療機関に対する直接的な介入・指導の強化を行うことが可能となっている。
「都道府県知事が講ずることができる措置」は以下とされている。
①病院の新規開設や増床の許可の際には、不足している医療機能（想定されるのは回復期、慢性期）を担う条件をつける。
②ある医療機関が過剰な医療機能（想定されるのは急性期）に転換しようとする場合、都道府県医療審議会で説明を求め、転換にやむをえない事情がない場合は、医療審議会の意見を聴いて、転換の中止を要請する。公的医療機関には命令とする。
③「協議の場」の協議が成立せず、「機能分化・連携が進まない」、つまりこのままでは各医療機関の病床機能の変更（急性期を回復期、慢性期に変更する）が進まない場合、都道府県医療審議会の意見を聴いて、不足している医療機能（想定されるのは回復期、慢性期）に係る医療を提供することを各医療機関に要請する。公的医療機関には指示する。
④医療法では公的医療機関に対して稼働していない病床を削減するよう命令することができるが、民間医療機関に対しても医療審議会の意見を聴いて稼働していない病床の削減を要請する。
⑤医療機関が②～④の要請・指示（公的医療機関には命令・指示）に従わない場合、勧告を行う。それでも医療機関が従わない場合は、病院管理者の変更命令、公的医療機関の運営の指示など医療法の措置に加え、医療機関名を公表すること、各種補助金の交付対象や福祉医療機構の融資対象から除外する

こと、地域医療支援病院・特定機能病院の不承認か承認取り消しを行うこと。

いずれも厚労省資料では「できることとする」と表現されているが、病床機能の変更に向けて、知事にこれまでにない強い権限を与えていることは間違いない。「地域医療構想」のあり方を検討していた社会保障審議会医療部会の「医療法等改正に関する意見」（二〇一三年一二月一九日）では、こうした知事の要請・指示、勧告に従わない医療機関への診療報酬上のペナルティや、保険医療機関の指定取り消しも、「引き続き、検討する必要がある」としていた。知事の勧告・措置という「脅しの論理」を後ろ盾に、「協議」や「要請」という名の病床機能変更を強制する政策手法は、住民の医療要求とは無縁の、強権的な医療費抑制策と特徴づけることができるだろう。

(3) 知事の権限強化のねらい

しかし、知事に医療提供体制再編の強い権限を与えたからといって、それが地方自治の観点からの自律性、住民要求の実現を意味しないのが、新自由主義的な社会保障改革の特徴である。分権的に首長や地方自治体に一定の権限を与えているのは、地方自治を保障するためではなく、首長が提供体制に直接関与しコントロールできる権限を与えなければ、地域性を強くもつ医療の改革を実行することができないからである。集権的手法で都道府県ごとに「不合理な差異」を是正した医療費目標値を算定させ、「地域医療構想（ビジョン）ガイドライン」に示された方策にしたがって医療費支出目標管理の取り組みを推進させ、病床の再編とくに急性期の削減と回復期・慢性期への移行を「脅しの論理」を後ろ盾に知事の仕事とするという構造をつくろうとしているのである。もちろんこの構造は、経済財政諮問会議などで議員から求められてきた要望の現実化の一つである。

付言しておくと、新自由主義改革派は規制緩和・規制改革と称して、市場における資本活動の自由勝手を縛る法的規制を緩めることを強く求める。環境破壊や健康破壊など種々の問題を防止するための規制を忌み嫌う。その意味では国家の関与・規制を最大限排除しようとする。

しかしもう一方で、営利活動拡大のための社会資本整備、市場の拡大・投資分野の拡大、公共サービス分野の解体には、ためらいなく国家の権力を活用し、法的規制や行政の権限強化を引き出すのである。こうした厚顔な一面をもつのが新自由主義改革派の本性である。新自由主義の自由とは独占資本を中心にした営利企業の自由であり、それが国民にとっての不自由の強制、不利益の拡大となることは、いとわないのである。

医療機関による「協議の場」が不調に終わった場合、「地域医療構想（ビジョン）」の実現のために知事に強権的な要請・指示の権限を与えるのも、こうした新自由主義改革の本質そのものである。しかし、知事は安倍政権や新自由主義者の出先機関ではない。住民の選挙によって選ばれた首長なのである。安倍政権が想定する医療提供体制づくりに知事を活用する政策手法は、民主主義、地方自治とはまったく相容れない。

(4) 強権的手法に立ちはだかる壁

ここでさらに疑問がわくのは、知事に強い権限をもたせたとして、病床機能の分化つまり医療法人が望んでいない病床への変更が、はたして進んでいくのかということである。先にも述べたとおり、各医療法人の経営の根幹にかかわる変更であり、知事の要請・指示があるからといって、簡単に進むとは考えにくい。

また、知事が、長年地域医療に貢献し地方行政にも協力してきた医療機関に、意に反する病床機能分化(急性期から回復期・慢性期への変更)を押しつけることも難しい。担当する医療行政担当部局の部長級職員は頭をかかえざるをえないだろう。

また、そうした要請・指示が住民の医療ニーズを顧みず受診・入院のアクセスを阻害する内容であれば、知事や都道府県行政への住民からの批判が強まることが予測される。医療需要予測→「地域医療構想(ビジョン)」→各医療機関における病床機能の不調→知事による要請・指示→医療提供体制の制限、という政策は「医療費削減合理性」を追求する新自由主義者と中央官僚にとっては合理的であっても、地域医療を維持する責任がある地方自治体や住民にとってはまったく非合理的で不条理である。いずれにしても病床機能再編の推進には、現実的な困難が立ちはだかってくるだろう。

9　非営利ホールディングカンパニー型法人のねらい

そこで、病床機能再編を推進する方法として登場するのが、「非営利ホールディングカンパニー型法人」（以下、ＨＤＣ型法人）である。これは安倍政権になって、にわかに議論が活発となってきたものである。

(1) ホールディングカンパニーとは何か

ホールディングカンパニー（holding company＝「持株会社」）とは一般的に自社とは別の会社の株式を所有することによってその活動を支配し、傘下に収める特殊な会社のことと理解されている。戦後の日本では、一九四七年の独占禁止法第九条によって持株会社は禁止され、いわゆる財閥解体の一環と理解されてきたが、一九九七年の独占禁止法改正で持株会社が解禁された。もっともこの分野の研究の第一人者である下谷政弘によれば、一九四九年の独占禁止法改正では「純粋持株会社」は禁止されたままであったが、他社の事業支配を主たる事業とはしない「事業持株会社」は事実上解禁されており、一九九七年の改正では持株会社の定義が質的な定義から「総資産に占める子会社株式会社の比率（五〇％程度）」という量的定義に変更され、「純粋持株会社」「事業持株会社」という区別がなくなり、「持株会社は持株会社」となったとされている。[*55]

一九九七年以降の持株会社の解禁は、大企業の内部組織を再編し、また業界のあり方を再編する大きな影響をもたらしたことは周知のとおりだが、「純粋持株会社」はいったん設立されてしまえば企業の経営統合の道具になること、「持株会社」の効用の本質的な部分とは、それが企業に対して経営統合のための「エンドレス機構」（絶え間ない経営組織・会社の再編の繰り返し）を提供することだと下谷は指摘している。[*56]

医療経営にホールディングカンパニーを導入しようとする安倍政権における検討が、その歴史的経過や類型、日本経済全体に与えた影響、日本経済の構造転換とのかかわりなど、日本の「持株会社」研究をどこまで考慮しているのかは不明であるが、医療界全体に大きな影響を与えることは間違いない。ただ、ここでは経済団体や政府系の会議などで提起されているHDC型法人について詳しく検討する余裕がないので、医療提供体制とかかわって、そのねらいを概観しておくにとどめたい（本書、第3章も参照されたい）。

(2) 医療の営利主義化と非営利ホールディングカンパニー型法人

病院経営をめぐっては、一九八〇年代から病院のM&Aが増え、二〇〇〇年以降には病院再生ファンドが民間によって設立されている。二〇〇九年に設立された企業再生支援機構（二〇一三年三月からは地域経済活性化支援機構）でも医療機関（病院）の再生が行われている。診療報酬の抑制や多額の資金を要する設備投資、人材確保の困難などから病院経営は厳しい環境におかれている。独立行政法人国立病院機構や、日本赤十字、恩賜財団済生会という歴史あるグループ病院以外に、民間でもいくつかの病院グループが存在している。しかし、HDC型法人は従来の病院経営の、単なる大規模化ではない。新自由主義的な医療制度改革を進めるために地域における医療提供体制の垂直的統制と医療・社会福祉の市場化を担う役割が期待されている。それは、HDC型法人をもちだした会議体が、政府の産業競争力会議であることに端的に示されている。

産業競争力会議におかれた「医療・介護等分科会」は二〇一三年一二月に「中間整理」をまとめ[*57]、医療・介護は市場規模が拡大する「成長市場」だと期待しつつ、医療・介護サービスの持続可能な提供のあり方とそれが経済成長に役立つようにするためには、次の四つの課題があるとする。

第一にサービス提供体制の合理化と医療・介護の生産性の向上の同時達成、第二に公的保険外のヘルスケア関連産業の活性化、第三に公的保険対象分野の見直し、第四に医療・介護のICT化促進、である。そして第一のことにかかわる具体策として「医療・介護等を一体的に提供する非営利ホールディングカンパニー型法人制度(仮称)の創設と関連制度の見直し」を行うべきだとして、次のように述べている。

「複数の法人が一体となることで、病床機能分化や医療・介護等の連携が容易になり、急性期から在宅介護・生活支援サービスに至る高齢者が必要とする一連のサービスを切れ目なく、体系的に行うことが可能となる。(中略)ヘルスケア産業育成の観点からは、こうした法人形態が、①健康・予防サービス等公的保険外のヘルスケア産業の育成、②医療イノベーションの実現、③地域医療ニーズ・医療技術進化に合わせた医療提供体制の合理化の担い手となり得る。更に、大学附属病院、国立病院、保険者等を含めた連携を可能とすることで、アメリカにおけるＩＨＮ（Integrated Healthcare Network）のような規模を持ち、医療イノベーションや医療の国際的展開を担う施設や研究機関の登場も期待される。（中略）新法人の下でグループが迅速かつ柔軟な経営判断を行えるよう、法人の意思決定方式の自由度を高める[*58]」。

これに加えて、グループ内法人間での金銭貸付、債務保証、剰余金の効率的活用さらに地域包括ケアを担う医療・介護事業等を行う「営利法人」と緊密な連携を行うことも記している。

(3) 安倍演説にみるホールディングカンパニー型法人への期待

これを受けて、「ＨＤＣ型法人」導入は安倍政権の基本方針となる。安倍首相は二〇一四年一月二二日の世界経済フォーラム年次会議において冒頭演説を行い、そのなかで「ＨＤＣ型法人」の推進を打ち上げた。「医療を、産業として育てます。日本が最先端を行く再生医療では、細胞を、民間の工場で生み出すことが可能になります。日本では、久しく不可能だと言われてきたことです。（中略）加えて、昨日の朝私は、日本にも、メイヨー・クリニック（Mayo Clinic）のような、ホールディング・カンパニー型の大規模法人ができてしかるべきだから、制度を改めるようにと、追加の指示をしました。既得権益の岩盤を打ち破る、ドリルの刃になるのだと、私は言ってきました。春先には、国家戦略特区が動き出します。向こう二年間、そこでは、いかなる既得権益といえども、私の『ドリル』から、無傷ではいられません」[*59]。

この演説のなかにでてくるメイヨー・クリニックとはアメリカにおける代表的なＩＨＮの一つである。アメリカの医療が経済成長におけるエンジンとなっているメカニズムの中心にはＩＨＮがあるとされ、ＩＨＮとは「急性期病院を核に亜急性期、リハビリ、外来、日帰り手術、検査、在宅ケアといった異なる機能を担う医療事業体が垂直統合し、地域住民に対して必要な医療を継ぎ目なく効率的に提供する地域医療ネットワーク」[*60]といわれている。また、アメリカのＩＨＮは医療費コストの削減をはかるため、医療ＩＣＴを積極的に活用しており日本の金融界からも注目されている。というよりも、ＩＣＴの発展がＩＨＮ内の患者情報の共有と効率的なサービス提供に不可欠なのであり、情報技術への投資と利潤追求の面でもＩＨＮがモデルになると金融界からも注目されている[*61]。

さらに、二〇一四年四月の経済財政諮問会議・産業競争力会議合同会議でＨＤＣ型法人の創設に向けての議論が進められた[*62]。まず、「産業競争力会議医療・介護等分科会主査」でもある増田寛也議員から「医療・介護の成長戦略改訂に向けて」という報告がなされ、ＨＤＣ型法人の提案が説明された。続いて、田村臨時議員（厚労大臣、当時）から厚労省の取り組み状況が報告され、ＨＤＣ型法人の想定図が示された（図表9）。

この図によれば、医療法人だけではなく社会福祉法人、非営利法人など法人組織が社員となり社員総会

図表9　非営利ホールディングカンパニー型法人制度（仮称）の創設

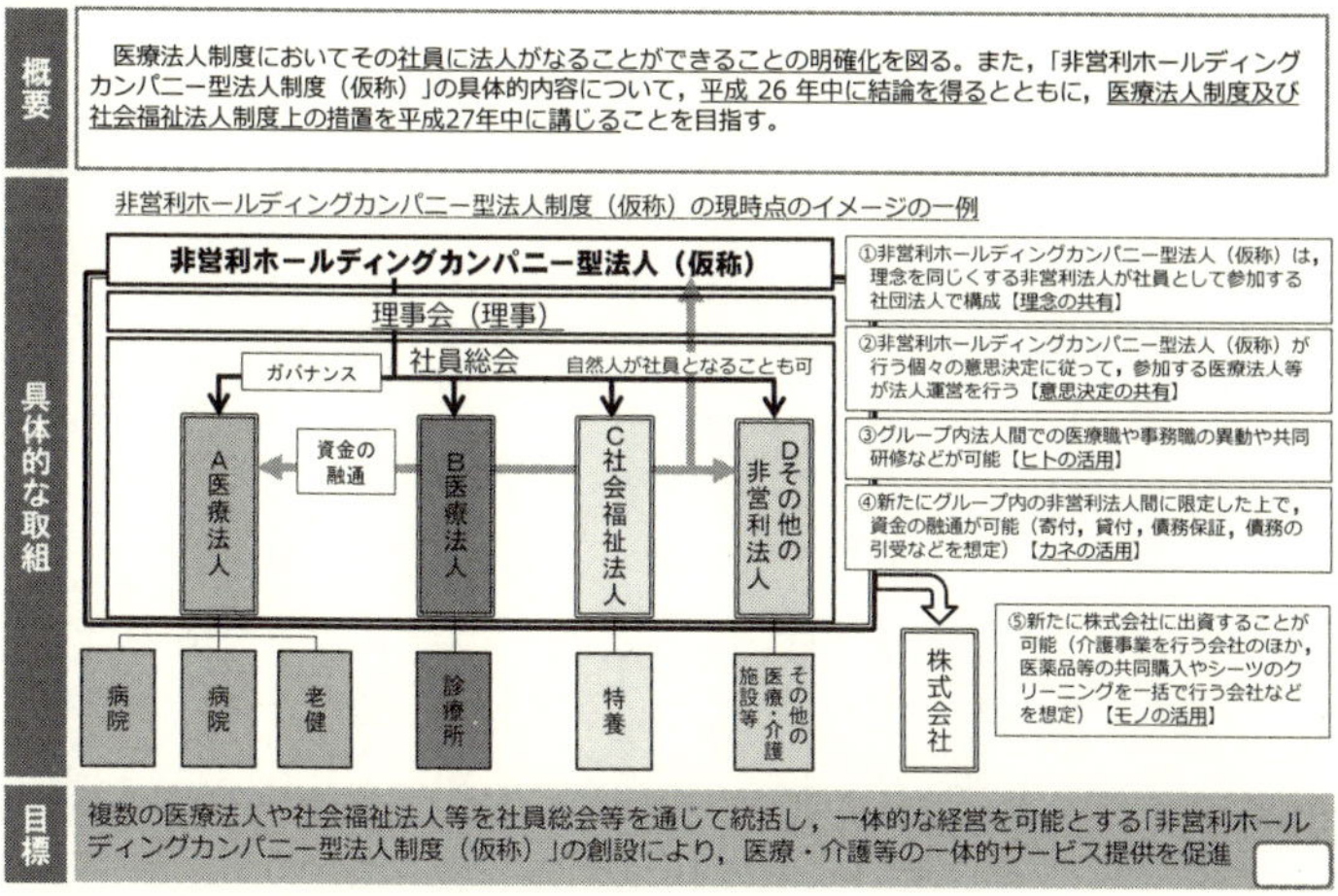

概要
医療法人制度においてその社員に法人がなることができることの明確化を図る。また，「非営利ホールディングカンパニー型法人制度（仮称）」の具体的内容について，平成 26 年中に結論を得るとともに，医療法人制度及び社会福祉法人制度上の措置を平成27年中に講じることを目指す。
具体的な取組
非営利ホールディングカンパニー型法人制度（仮称）の現時点のイメージの一例
非営利ホールディングカンパニー型法人（仮称）
理事会（理事）
社員総会
ガバナンス
自然人が社員となることも可
資金の融通
A医療法人
B医療法人
C社会福祉法人
Dその他の非営利法人
病院
病院
老健
診療所
特養
その他の医療・介護施設等
株式会社
①非営利ホールディングカンパニー型法人（仮称）は，理念を同じくする非営利法人が社員として参加する社団法人で構成【理念の共有】
②非営利ホールディングカンパニー型法人（仮称）が行う個々の意思決定に従って，参加する医療法人等が法人運営を行う【意思決定の共有】
③グループ内法人間での医療職や事務職の異動や共同研修などが可能【ヒトの活用】
④新たにグループ内の非営利法人間に限定した上で，資金の融通が可能（寄付，貸付，債務保証，債務の引受などを想定）【カネの活用】
⑤新たに株式会社に出資することが可能（介護事業を行う会社のほか，医薬品等の共同購入やシーツのクリーニングを一括で行う会社などを想定）【モノの活用】
目標
複数の医療法人や社会福祉法人等を社員総会等を通じて統括し，一体的な経営を可能とする「非営利ホールディングカンパニー型法人制度（仮称）」の創設により，医療・介護等の一体的サービス提供を促進

出典）第５回経済財政諮問会議，2014年４月16日，資料９。

を構成し、経営の最高意思決定機関である理事会が構成され、その決定に従って各法人の下にある病院、施設などが運営される。また、ＨＤＣ型法人内の人材の異動、資金の融通が示唆されており、医療・介護に関連する株式会社を設立し出資することも可能と想定されている。田村厚労大臣は二〇一四年度中に結論を得て、医療法人制度および社会福祉法人制度上の措置を二〇一五年度中に講ずることをめざすとした。ＨＤＣ型法人は厚労省の設置した「医療法人の事業展開等に関する検討会」で審議されている（第一回は二〇一三年一一月六日）。

(4) なぜ非営利ホールディングカンパニー型法人なのか

先にみた安倍首相の日本でも「大規模法人」をつくるべきだという演説は、社会保障は視野になく、あくまで成長戦略に適合する医療サービスを生み出せるかどうか、医療を「ネタ」に大資本が稼げるかどうかという観点からのものである。医療・介護分野をどう成長市場に変えていくかをねらいの一つとした『『日本再興戦略』改訂二〇一四―未来への挑戦」のなかにも「非営利ホールディングカンパニー型法人制度(仮称)」の創設が盛りこまれている。[*63]

新自由主義的医療制度改革を推進するうえで、HDC型法人には二つのねらいがこめられている。

第一に、国民と医療機関にいっそう厳しい内容を迫る新自由主義的医療制度改革を強行するにあたって、経営中枢部が政策意図に沿って地域の各病院の機能・病床数、診療所の役割・機能を再編成し、場合によっては病院・診療所を撤退させ、政策主体の意図に沿って医療提供体制を改変できる法人形態をつくることである。今、提起されているHDC型法人は全国組織や都道府県横断ではなく、都道府県か二次医療圏という地域エリアにおいて機能する持株会社的な大規模医療法人である。

中枢である意思決定機関(最高経営者、経営者会議、理事会の判断)の強い権限のもとに、制度改革に順応した事業を展開できる組織形態をとるということである。また、HDC型法人が都道府県エリアで保険者機能を強化した社会保険運営主体と強く結びつくことによって、保険者の意向を反映して医療内容も

「厳選」することで医療費抑制に貢献できる医療経営を生み出すことも期待されている。

第二に、社会保険診療・介護保険給付はもちろんだが、制度外のヘルスケアビジネス、生活支援ビジネス、高齢者向け居住ビジネスなど営利的ビジネスを含んだサービスを多角的に組み合わせて、地域を覆うような収益率の良好なネットワーク型のサービス事業体をつくりだす発想である。病院、診療所、薬局、福祉機器、介護用品、介護保険サービス、（介護保険以外の食事・外出支援・入浴・家事援助・移送などの）生活支援サービス、有料老人ホームやサービス付き高齢者向け住宅、介護予防の運動・フィットネスクラブなど多様な事業・サービスが傘下で連携できる。

たとえば早期に退院させた患者に、傘下の診療所による在宅医療や介護保険事業を提供し、生活支援サービスも売りこむなど多様な事業展開が可能になる。自宅へ帰ることが困難な高齢者には、傘下の事業体が経営する高齢者向け住宅への入居をすすめることもできる。こうしたサービス連関がつくられることで、障害や病気をもつ患者へのサービス市場が「開拓」されることが期待される。連関しているからこそ、需要の掘り起こし・市場の開拓が可能となる。そして医薬品、医療機器だけではなく医療サービス・介護サービスをアジア圏へ「輸出」することさえも期待されているのである。[*64]

(5) 非営利ホールディングカンパニー型法人と医療提供体制の改変

ではＨＤＣ型法人が、病床機能報告、地域医療構想とどう関連してくるのか。医療提供体制の改変を進めるには各病院が医療構想圏域（二次医療圏）で群雄割拠し、独自の意思で病床機能の維持を貫こうとする状況を改めなければならない。それでは病床機能の移行（急性期の削減、回復期、慢性期への移行。あるいは病床数そのものの削減）は実現できない。各病院がＨＤＣ型法人傘下に入り、経営中枢から垂直的に病床機能の分担が指示され、それに従わざるをえなくなれば、提供体制の改変は進みやすくなる。事実そうした「期待」が、厚労省官僚から語られている。[*65]

しかし、そうした「期待」をＨＤＣ型法人が果たすためには、都道府県もしくは医療構想圏域（二次医療圏）をベースにほぼすべての病院が一つのＨＤＣ型法人傘下に治められていなければならない。また、ＨＤＣ型法人には民間病院だけではなく大学附属病院、国立病院、日赤、法人格をもたない自治体病院も参画しなくては、医療費支出の目標管理の受け皿としては意味をなさない。また全国的な組織を構成している病院が、ＨＤＣ型法人のなかに入った場合に全国組織を脱するのか、全国組織の意思も斟酌しながら地域のＨＤＣ型法人で意思表示するのか、整理が難しい問題が多い。はたして、新自由主義論者や経済財政諮問会議・産業競争力会議が新自由主義的合理性にもとづいて発想しているような医療法人のＨＤＣ化——医療の成長産業化に貢献し、多角的な事業体とサービスを網羅し、ＩＣＴ市場の拡大になり、迅速な意思決定ができる——が現実的に進むかどうかは疑問である。

事実、厚労省の「医療法人の事業展開等に関する検討会」では、ホールディングカンパニーという名称は使用せず、「地域連携型医療法人」という仮称が提案されており、種々の課題が整理できないまま論点が繰り返し示されるという経緯をたどっている（二〇一四年一二月まで）。

仮に、医療構想圏域（二次医療圏）でほとんどの医療法人を含むＨＤＣ型法人が成立したとしても、株式所有ではなく、いったい何をもって傘下の法人を統治するのか、不確定である。経営判断として地域の医療機関を撤退させる可能性や、資金調達（融資・投資）の面から金融資本・投資家の権限が経営上強くなることも指摘できる。また、厳しい制度改革に適応するために現場の医師、看護師など医療専門職の裁量を狭める危険性も考えられる。地域で独占的に医療・介護・生活支援・健康・居住の総合ビジネス化をめざす経営を追求すれば、やがて社会的使命を逸脱し実質的な営利産業化が進む可能性も高い。また「非営利」とされているが、その称号は「非営利」的事業を行っていることで担保されるとみなされ、事実上の営利事業体に変質する可能性も否定できない。

おわりに

以上、安倍政権による医療制度改革の本質を医療費抑制と提供体制改変を中心にみてきた。

まとめると、（1）都道府県別（もしくは二次医療圏別）の医療費支出目標を設定し、その達成のために医療提供体制を抑制・制限し（病棟だけではなく、今後、診療所、専門医の制限の可能性もあるのではないか）、医療保険は維持しつつも社会保険診療の給付を限定・縮小し、国家財政負担と資本負担が軽減された医療保険の共助的変質をはかる。

（2）営利企業のホールディングカンパニーをモデルに医療経営の大規模化と垂直的統合をはかり、新自由主義的改革をねらいどおりかつ迅速に遂行できる医療経営をつくり、医療で稼ぎ、介護・生活援助・健康・居住で稼ぎ、市場拡大をめざす。

（3）国民健康保険の都道府県化を皮切りに、保険者による診療内容の制限や受診アクセスの制限を含んだ保険者機能の強化をはかり、マネジド・ケアへの道を拓くとともに、社会保険診療に混合診療を挿入する穴を開け格差前提の医療を進める、というものである。

そして、成長戦略に医療を従属させ、国民のいのちではなく資本が医療で稼げる状況をつくりあげることを最優先課題におくものである。

しかし、こうした新自由主義的なねらいがいとも簡単に貫徹できるわけではない。医療費支出目標の設定、地域医療構想、ＨＤＣ型法人など具体的な実施段階で、つまずきやスピードダウン、障壁に直面することになるだろう。安倍政権の医療制度改革への強い意志を軽視することなく、しかしそこに含まれる弱点や住民の医療要求との乖離をとらえ、医療保障を求める運動を強めていかなければならない。

安倍政権の医療制度改革は、「いのちの平等」や人権を土台に社会保障としての医療を求める国民の利益と、新自由主義的改革とが対立・対抗関係にあることをより鮮明にさせるだろう。住民のいのちと生活を守ろうとする医療専門職、医療従事者の社会的使命と、大資本に医療で稼がせたいとする新自由主義的改革とが対極にあるからである。

安倍政権の医療制度改革の動きは、確かに強力である。しかし、改革のほころびや弱点、国民の権利との対立点を冷静にとらえ、これまでにない共同の広がりが求められる。

◉注

＊1 日野秀逸は、二〇〇六年以降にクローズアップされた地域医療の崩壊といわれる日本医療の深刻な状況は臨調・行革路線以来の長期・連続的医療費抑制策の帰結だと指摘している。日野『新版　医療構造改革と地域医療——後期高齢者医療と財政問題から日本の医療を考える』（自治体研究社、二〇〇八年）一一頁。

＊2 医療経済学者の池上直己は一九八〇年代以降の医療費抑制策はマクロな意味での政策転換であり、その背景と仕組みに言及している。池上直己／J・C・キャンベル『日本の医療——統制とバランス感覚』（中央公論社、一九九六年）の「第4章　医療費抑制の仕組み——マクロの視点から」を参照。

＊3 国民医療研究所監修／日野秀逸・寺尾正之『「医療改革法」でどうなる、どうする』（新日本出版社、二〇〇六年）九七頁。

＊4 京都府保険医協会「メディペーパー京都　医療政策関連情報二〇一四年度」二〇一四年八月二五日、六頁。

＊5 二〇一四年二月に国会に提出され、四月一日に衆議院本会議で趣旨説明および質疑、二三日から厚生労働委員会で質疑、五月一四日には安倍首相出席のもと質疑が行われ、質疑終局の動議が提出・可決され、賛成多数で原案どおり議決されて本会議に送られ、一五日衆議院本会議で賛成多数で可決された。参議院では五月二一日に趣旨説明が行われたが政府作成の配布文書に誤りがあり質疑に入れず、六月二日の本会議で再度趣旨説明、質疑が行われ厚生労働委員会に送

られ、三日から質疑、一七日には安倍首相が出席し質疑が行われ、採決の結果賛成多数で原案どおり議決され、一八日の参議院本会議で賛成多数で成立した。

＊6 というよりも、ここでは家計部門の余剰資金の減少、経常収支の変化については言及しているが、勤労者の賃金の目減り、非正規雇用の拡大など雇用条件の悪化、中小企業の厳しい経営、大企業への実質的な減税と内部留保の増大など財源確保の核になる賃金、所得の課題についてはふれられていないし、アベノミクスによる公共事業の増大、年々増大する軍事費など歳出構造の問題についてもふれられていない。

＊7 「社会保障制度改革国民会議報告書～確かな社会保障を将来世代につたえるための道筋～」二〇一三年八月六日。

＊8 工藤恒夫『資本制社会保障の一般理論』（新日本出版社、二〇〇三年）一三五～一三六頁。

＊9 同前、一三八～一三九頁。

＊10 同前、一四〇頁。

＊11 工藤恒夫「社会保障」（社会福祉辞典編集委員会『社会福祉辞典』大月書店、二〇〇二年）二四七頁。なお、工藤は生存権としての最低生活保障の政策とするが、医療や社会福祉においては経済生活面での「最低」保障の考え方だけではなく、個人の尊重（憲法一三条）にもとづいた標準的な市民生活の保障を加味する必要があり、ニーズに対する「必要充足」を保障する政策とみなす必要がある。

＊12 工藤「社会保険」（社会福祉辞典編集委員会『社会福祉辞典』大月書店、二〇〇二年）二四五頁。

＊13 財政制度等審議会「財政健全化に向けた基本的考え方」（二〇一四年五月三〇日）一五～一六頁。

＊14 同前、一八頁。

＊15 厚生労働省「第一期医療費適正化計画の実績に関する評価（実績評価）」二〇一四年一〇月、一頁。

＊16 たとえば、京都府の第二期医療費適正化計画は「京都府中長期的な医療費の推移に関する見通し（第二期）」（二〇一五年七月）となっている。

＊17 同前、三四頁。

＊18　ここでの指摘は、村上正泰『医療崩壊の真犯人』（ＰＨＰ新書、二〇〇九年）一七一頁による。官僚として二〇〇六年の医療改革にかかわった村上の同書は、その舞台裏を明らかにし問題点を端的に指摘しており、興味深い。

＊19　前掲「財政健全化に向けた基本的考え方」一八頁。

＊20　二〇一四年三月二八日の財政制度分科会で「有識者ヒアリング」として産業医科大学医学部松田晋哉教授が、「我が国の医療制度改革の方向性を考える」と題して報告を行っている。議事録によればアメリカ、ヨーロッパの医療制度改革の動向やその社会的背景が報告されている。そのなかで「二〇〇〇年以降は、どこの国でも、高齢化の問題と失業者の増大のために、社会保障制度のサスティナビリティーが非常に大きな問題になってきました。その中で、質の高い医療を提供することで医療費の適正化ができるという内容の文献、研究がかなり出てきて、医療保障の質保障をやっていこう。（中略）コミュニティケアとか代替政策、それから、緩やかな総額管理、これは支出目標の設定ですが、こういうものがいずれの国においてもとられるようなってきています」（議事録、八頁）と説明されているように、フランスの医療費支出目標制度だけが紹介されているわけではない。各国のさまざまな動向も報告されている。医療費支出目標については「緩やかな総額管理」として、「フランスの場合には、一九九〇年代に医療の情報化が非常に進みましたので、その情報をもとにして次年度各部門ごとにどのくらい医療費がかかるのかということを推計して、それを国民会議で議決して医療支出目標として決定するということをやっています」（同前、一〇頁）という紹介がなされている。そして「今これだけ財政が厳しくなってきている以上、ある程度支出目標みたいなものは設定しないといけないだろうと思います。（中略）そういう意味では日本もNational Databaseとかいろいろなものが出てきて、大体どの領域でどのくらい医療費がかかるかということを推計できるような情報基盤はできてきていますので、そういうものも目標値として入れるということはこれから考えなければいけないのではないかと思います。ただ、そのためにも、医療・介護情報の活用が必要だろうと思います。（中略）日本には非常にすぐれた医療情報があります。ただ、それがこれまで活用できてこなかった。これをどのように活用するかということが、これから一番考えなければいけないことだろうと思います」（同前、一三頁）として、医療・介護情報の活用によっては、日本でも総額管理が今後可能であることが示唆され

ている。また医療費適正化については、「適正化の意味の再確認です。これはやっぱりValue for moneyだと思います。削減する部分もありますし、増額する部分もあるだろう」と述べている。この後の麻生財務大臣の経済財政諮問会議での報告は、医療保障の質など医療制度改革の動向と背景は省略されて、レセプトデータの活用による医療費の支出目標の設定のみが提案されている。

＊21 「平成二六年度第六回経済財政諮問会議、第四回経済財政諮問会議・産業競争力合同会議議事要旨」一四頁。

＊22 社会保障制度改革推進本部の第一回の会合は二〇一四年二月一四日であり、一五分で終わっている。その後、七月一日の第二回で専門調査会の設置を決めた以降、本部の会議は開かれず、専門調査会とワーキンググループが動いている。二〇一四年末までに専門調査会は三回、ワーキンググループは六回開催されている。現在の推進本部のテーマは医療費支出目標の設定のための政策手法の開発に限定されている。医療費削減政策の確立に政権は本腰であるとみなければならない。

＊23 前掲「財政健全化に向けた基本的考え方」一六頁。

＊24 医療経済学者の真野俊樹は政策的な病床規制の背景について、「病床（医師）が多いと医療費が増加するという医師誘発需要仮説があるため、医療費を抑制しようとして病床の規制が行われているのである」としている。真野俊樹『入門 医療政策――だれが決めるのか、なにを目指すのか』（中公新書、二〇一二年）二四頁。

＊25 財政制度等審議会「平成二七年度予算の編成等に関する建議」（二〇一四年一二月二五日）一九頁。

＊26 同前、一九頁。

＊27 これは、委員から「外来受診は日本は飛び抜けて多くて、医療費の約半分は外来医療費だと思います。（中略）なぜ、外来診療に日本ではお金がかかるのか。（中略）目指すべき姿のところに、病院だけで診療所がないことは、医療の提供体制を考える上で足りないのではないかと思っています。（中略）診療所での医療とは、高度な急性期の病院とは異なって、質を担保しながら効率化できる」という発言を反映したものだと思われる（財政制度分科会議事録、二〇一四年一〇月八日）。この委員が何を根拠に外来診療が飛び抜けて高いとか、医療費の半分が外来だと断言しているのかは

わからないが、二〇一一年度の「国民医療費の分配」でみると入院は三七・三％（病院三六・一％、一般診療所一・一％）、外来は三四・八％（病院一三・八％、一般診療所二一・〇％）、歯科診療六・九％、薬局調剤一七・二％、入院時食事・生活二・一％、療養費等一・五％、訪問看護〇・二％である。

＊28 前掲「平成二七年度予算の編成等に関する建議」二〇頁。

＊29 同前、二〇頁。

＊30 前掲「財政健全化に向けた基本的考え方」二三頁。

＊31 健康保険組合連合会「平成二五年度健康保険組合決算見込の概要」二〇一四年九月一一日。

＊32 後期高齢者医療制度の問題点については、伊藤周平『後期高齢者医療制度――高齢者からはじまる社会保障の崩壊』（平凡社新書、二〇〇八年）を参照。

＊33 西岡幸泰「医療『構造改革』と国民皆保険体制」（国民医療研究所監修／日野秀逸編『市場化の中の「医療改革」――国民皆保険制度の行方』新日本出版社、二〇〇五年）五八頁。

＊34 同前、五八～五九頁。

＊35 同前、六〇頁。

＊36 アメリカのマネジド・ケアを紹介したものとしては、長谷川千春「アメリカ医療保険市場における雇用主企業の影響力：マネジドケアとの関連で」（『生命保険論集』生命保険文化センター、第一六一号、二〇〇七年）、西田在賢「米国マネジドケアの試みから医療保険における保険者機能を考える」（『海外社会保障研究』人口問題・社会保障研究所、第一三六号、二〇〇一年）、田村誠「米国の公的医療保障に導入されるマネージドケア」（『医療と社会』医療科学研究所、第八巻第四号、一九九九年）、川渕孝一「米国におけるマネジドケアの現状と課題」（『医療と社会』医療科学研究所、第八巻第四号、一九九九年）を参照。

＊37 遠藤久夫「マネジドケアの基本特性と功罪」（『医療と社会』医療科学研究所、第八巻第四号、一九九九年）八頁。

＊38 同前、一二頁。

＊39　李啓充『市場原理が医療を亡ぼす――アメリカの失敗』（医学書院、二〇〇四年）二一六～二一七頁。

＊40　医療保険審議会「今後の医療保険のあり方と平成九年改正について（建議）」一九九六年一一月二七日。

＊41　行財政改革推進本部規制緩和委員会「規制改革についての第1次見解」一九九八年一二月一五日。

＊42　『医療保険制度の体系の在り方』『診療報酬体系の見直し』について（厚生労働省試案）」二〇〇二年一二月一三日、厚生労働省医療制度改革推進本部、二頁。

＊43　「社会保障制度国民会議報告書」の「Ⅱ医療・介護の改革／2医療介護サービスの提供体制／（4）医療と介護の連携と地域包括ケアシステムというネットワークの構築」。

＊44　「地域包括ケア」については、拙稿「人としての尊厳が守られる『地域包括ケア』をめざして」（『月刊保団連』第一〇九九号、二〇一二年六月号）、拙稿「医療・介護難民をつくらない地域包括ケア」（『月刊保団連』第一一六九号、二〇一四年九月号）、拙稿「『地域包括ケアシステム』の論点と課題」（『民医連医療』第五〇〇号、二〇一四年四月号）参照。

＊45　このことについては、東京保険医協会が「病床機能報告は医療情報のかたまりであり、一つの医療機関の態様をすべて丸裸にするものといってよい。（中略）『一企業への丸投げ』であり、国の責任を放棄したに等しい。極めて秘守性の高い医療情報の収集・管理を一企業に全面委託することが、果たして許されるだろうか」として厚労省自身が細心の注意をもって取り扱うよう求めている（東京保険医協会会長および病院・有床診療部長「声明病床機能報告の事務局業務を企業に全面委託することに断固反対する」二〇一四年一〇月九日）。

＊46　この検討会は医療・介護総合確保法が成立してから設置されたものではなく、二〇一二年度に社会保障審議会医療部会が「急性期医療に関する作業グループ」のだした「一般病床の機能分化の推進についての整理」を受けて、一般病床の機能分化をはかるために医療機関が医療機能を都道府県に報告させるシステムを検討するために設けた会議であり、二〇一二年一一月一六日に第一回が開催されている。二〇一四年三月二七日に第一一回が開催され、病床機能報告制度をどうスタートさせるかを検討した第一二回は四か月ぶりに開催されたものである。

＊47　「病床機能情報の報告・提供の具体的なあり方に関する検討会」第一一回、第一二回議事録。
＊48　地域医療課長と構成員の発言は、「地域医療構想策定ガイドライン等に関する検討会」第一回議事録による。医療保障を求める運動を進めていくうえで、審議会、検討会での各構成員の発言を注意深くとらえ、重要なやりとりを運動の手掛かりにしていく必要があると思われる。
＊49　厚生労働省、地域医療構想策定ガイドライン等に関する検討会第一回「資料3　本検討会で議論していただきたい事項（案）」二〇一四年九月一八日。
＊50　二〇一四年一〇月一七日の地域医療構想策定ガイドライン等に関する検討会では、「構想区域の設定」が取り上げられ、二次医療圏をベースに構想区域を設定するが具体的には都道府県に委ねる、とされた。
＊51　「地域医療構想策定ガイドライン等に関する検討会」第二回議事録、二〇一四年一〇月一七日。
＊52　鈴木卓「七：一病床削減をテコに進む医療提供体制改革と『地域医療構想』——患者・医療現場を無視した机上の空論では地域医療は守れない」（『月刊保団連』第一一六九号、二〇一四年九月号）三四頁。
＊53　日野秀逸『医療の基礎理論』（労働旬報社、一九八三年）一四八頁。
＊54　宇沢弘文『社会的共通資本』（岩波書店、二〇〇〇年）一七五～一七六頁。なお、引用部分の「社会的共通資本としての医療」は同『「豊かな社会」の貧しさ』（岩波書店、一九八九年）にも収められている。
＊55　下谷政弘『持株会社の時代——日本の企業結合』（有斐閣、二〇〇六年）七八～八七頁。
＊56　下谷政弘『持株会社と日本経済』（岩波書店、二〇〇九年）一五〇頁。
＊57　産業競争力会議医療・介護等分科会「中間整理」二〇一三年一二月二六日。
＊58　同前、二～三頁。
＊59　安倍首相の演説は http://www.kantei.go.jp/jp/96_abe/statement/2014/0122speech.html
＊60　松山幸弘『医療改革と経済成長』（日本医療企画、二〇一〇年）一〇八頁。
＊61　「米国ＩＨＮからみた地域包括ケア（医療・介護連携）の取り組み～医療ＩＣＴの活用による遠隔医療・在宅サービ

ス拡充の可能性〜」(『今月のトピックス』№一九〇—一、二〇一三年三月、日本政策投資銀行)参照。

＊62　経済財政諮問会議平成二六年第五回、経済財政諮問会議・産業競争力会議合同会議第三回、議事要旨、二〇一四年四月一六日。

＊63　『日本再興戦略』改訂二〇一四」二〇一四年六月二四日閣議決定。

＊64　たとえば、公益財団法人経済同友会の「医療・福祉の質向上と経済成長の二兎を追う——医療・福祉ビジネス三つの具体的行動」(二〇一二年五月一一日)では「国は、日本の医療・介護システムをブランド化せよ」、「国は、医療・介護インフラ輸出の国家戦略を構築し、医療界や経済界などと共にインフラ輸出に取り組め」と求めている。

＊65　第五六回全日本病院学会(於福岡)における「病床機能報告制度から病院の明日を探る」というシンポジウムで武田俊彦厚生労働省大臣官房審議官は、「ビジョンを立てて地域で話し合ったらどうかという話だ。しかし、病院同士話し合っても結論はでないということもあるだろう。そのために意思決定の仕組みとしてホールディングカンパニーのような法人制度が創設されれば、希望する人は活用してもいいのではないか」という趣旨の発言を行っていることが報じられている(「全日病ニュース」第八三三号、二〇一四年一〇月一日号、公益財団法人全日本病院協会)。

※なお、本章は二〇一四年一二月末までの動向にもとづいて執筆している。その後、地域医療構想(ビジョン)のガイドラインが示され、新たな法案も準備されているが、それらの内容を十分に反映できていないことを、お断りしておく。

第3章　成長戦略と医療の営利産業化

横山壽一

はじめに

安倍政権が進める成長戦略と社会保障改革は、一体的な改革として位置づけられ、両者が相互に促進しあう関係をつくりだすことを意図している。安倍政権は、こうした関係を「二正面作戦」と呼び、具体化を急いできた。たとえば、『日本再興戦略』改訂二〇一四－未来への挑戦」では、高齢化に対応した社会保障の持続可能性の確保と国民の多様なニーズに応える健康産業の活性化の達成を同時に達成すべき課題としてあげ、それらの遂行を「二正面作戦」と位置づけている。[*1]

安倍政権が「二正面作戦」でねらっているのは、成長戦略と社会保障改革の相互促進的関係、つまり成長戦略を推進することで社会保障改革を進め、社会保障改革を推進することで成長戦略を後押ししていくという関係である。実際の展開は、成長戦略が全体を主導する立場に立ち、成長戦略の立場から社会保障に改革を迫り、社会保障改革を具体化することで成長戦略に寄与させる方向で進んでいる。こうした成長戦略主導による「二正面作戦」は、二つの課題の単なる一体的展開にとどまらず、社会保障改革をより急進化させる方向へと向かう。なぜなら、成長戦略は、社会保障の機能を縮小し市場へ置き換えていくことをどこまでも求めていく性格をもっており、社会保障改革への歯止めをまったくもたないからである。

このことを医療制度改革についてみると、それは、従来の医療費抑制のための改革という枠を超えて、成長戦略のもとでは、産業化と競争力強化のための再編としての役割をもって立ち現れてくるということである。そこでは、医療は新たな投資先として国際展開戦略の柱としても位置づけられ、医療の営利産業化がそれ自体として目的とされるようになる。市場化・営利化のために保険給付の削減に拍車がかかり、規制撤廃がこれまで以上に強く求められてきているのはそのためである。しかしながら、そうした医療制度改革は、当然ながら皆保険体制と正面から対立し、皆保険体制を変質・解体へと追いやり、「二正面作戦」は、結果として成長戦略へと収斂していく「二正面作戦」への道をたどることになる。[*2]

安倍政権は、「二正面作戦」のためにいくつかの戦略と推進手法を準備し、これまでにないスケールでこの作戦を展開しつつある。その中心が「日本再興戦略」であり、その医療版としての「健康・医療戦略」である。そして、その具体化のために「規制改革実施計画」を立て、新たに「国家戦略特区」を創設し、健康・医療戦略推進法をつくり、全体として「世界一ビジネスしやすい環境」づくりと、それとワンセットで社会保障・医療制度改革を推進しようとしている。

本章では、社会保障・医療制度改革について、前章までの分析を踏まえながら、主として医療の営利産業化との関連からその特徴と問題点を明らかにし、対抗の方向を探りたい。

1　成長戦略の促進と市場イデオロギー

(1)「自助・共助・公助」と市場化

現下の社会保障改革は、社会保障・税一体改革として議論され、「社会保障制度改革推進法」によってその核心部分が規定され、さらには「持続可能な社会保障制度の確立を図るための改革の推進に関する法」（以下、プログラム法）でその具体化の内容と時期が定められ、プログラム法にもとづいて、現在、個別法が制定されていく過程にある。これまでの社会保障改革との違いは、社会保障制度改革推進法で謳われた「基本的な考え方」に沿って、社会保障の大掛かりな変質・解体を意図して進められているところにある。その変質・解体を主導する「理念」としてあらためてもちだされたのが「自助・共助・公助」論である。[*3] この考えは、これまでも繰り返し用いられてきたが、正面から制度改革を主導する役割をもって登場したことはなかった。しかし、今回はまさしくその役割を担って前面に躍り出てきた。

この考えのポイントは、自助・共助を基本にすることを求め、社会保険さえ共助と位置づけて社会保障から切り離し、その社会保障も権利性を否定して公の助けに貶め、それさえ自助・共助の後にはじめて登場するものとしてはるか先に遠ざけて、生存権・生活権を条件つきの存在にしてしまうところにある。重要なことは、この考えが描く生活の世界は、誰にも頼らず我慢したり、相互に助け合う前近代的な個人・家族の姿だけではなく、必要なものは市場で金銭と引き換えに購買して充足するきわめて近代的な生活スタイル、つまり、市場のなかで生きる個人・家族の姿だということである。今日の社会にあって自助で対応しようとすれば、市場に頼るほかないからである。

しかも、自助・共助・公助が最も適切に組み合わされること、社会保障の重点化・効率化を進め、負担の増大と公費の負担は極力避けることがあわせて基本的な考え方として示されていることから、これまで以上に自助・共助の比重を高め、公助を縮減していく方向での「改革」である。これは、公助として位置づけられてきた領域をできるだけ市場に委ね、国民生活の市場への依存度をさらに高める方向で国民に自立的な生活を営むことを求めるものにほかならない。つまり、「自助・共助・公助」論は、その本質として市場化促進の役割、市場イデオロギーを浸透させる役割を担っている。[*4] したがって、成長戦略の促進にあたって「自助・共助・公助」がもちだされ強調されるのは偶然ではなく、文字どおり戦略的な意図をもってのことである。

(2)「健康伸長」と市場化

この推進のためにあらためて用いられているのが、「高齢化」であり、「健康伸長」である。高齢化は、いうまでもなく社会保障費用の傾向的増大とそのことによる持続不可能な状態への転落を「裏づける」議論、つまり危機論の展開にとって、依然として最大の根拠を提供しつづけている。[*5] また「健康伸長」は、自助の具体化としての健康の自己責任、そのことによる制度への安易な依存の戒めとして、また社会保障費用の直接的削減効果をもたらすものとして、さらには健康長寿が生み出す広範なニーズを活用した市場創出・拡大への誘導として、最大限に活用されている。とくに「健康長寿」は、多面的に使えることもあって頻繁に登場するようになってきた。そして、何よりも社会保障「改革」と成長戦略をつなぐ重要な環として、戦略的な位置づけが与えられている。そのことは、「日本再興戦略」の「戦略的市場創出プラン」に「健康寿命の延伸」を掲げ、別途「健康・医療戦略」を策定し、その具体化のために「健康・医療戦略推進法」まで制定したことに示されている。

今や健康伸長は、自己責任の象徴的取り組みとして喧伝され、自助促進の一環を担っている。その健康の自己責任を支えるものとして健康市場の拡大がうたわれ、成長戦略の柱に据えられている。こうして、成長戦略のもとで、健康の自己責任を唱える「健康イデオロギー」と、先にみた「市場イデオロギー」は一体化し、両者が手を携えながら成長戦略を促進する構図ができあがりつつある。

2 「戦略的市場創造」と健康・医療の産業化 ——「日本再興戦略」のねらい

(1) 成長戦略における三つのアクションプラン

「日本再興戦略」は三つのアクションプランから構成されている。具体的には、「日本産業再興プラン」「戦略市場創造プラン」「国際展開戦略」である。「日本産業再興プラン」は、企業が活動しやすい環境を、産業、雇用、科学技術などの側面から、主に規制緩和を通じて整備していくプラン、「戦略市場創造プラン」は、潜在力を有するが市場形成には至っていない分野でかつグローバル市場の成長が期待できる分野での市場創造をめざすプラン、そして「国際展開戦略」は、世界市場に展開していくと同時に、対内直接投資の拡大を通じてヒト、モノ、カネを日本へ惹きつけ世界の成長市場を取り込んでいくプランである。[*6]

いずれのプランにも医療は関係しているが、医療が直接扱われているのは「戦略市場創造プラン」である。このプランは潜在力のある分野の新たな市場創造をめざすものだが、かかる分野の一つに医療が、健康も取り込んだ「健康・医療」として位置づけられている。

健康・医療分野の内容を具体的にみると、「国民の『健康寿命』の延伸」というテーマを掲げ、①自己健康管理を進める「セルフメディケーション」を軸とした市場創造、②医薬品・医療機器・再生医療等の医療関連産業を活性化させ世界マーケットをめざす市場創造、③医療・介護提供体制および生活環境等、地域包括ケアシステムの構築を軸とする市場創造の三つの柱で、その方向が示されている。以下、それぞれの具体的内容を取り上げる。なお、この三つの柱は、『日本再興戦略』改訂二〇一四」の検討（第3節）、健康・医療の産業化戦略についての分析（第4・5・6節）の際にも軸となる項目として繰り返し言及される。

(2)「セルフメディケーション」による市場創造

第一は、健康の自己管理・自己責任を進める「セルフメディケーション」の徹底による市場創造である。予防への動機づけを個人・保険者・企業に対して行い、それぞれが公的保険外のサービスを市場で購入して利用することを促進するとともに、それを可能にする健康伸長産業を育成する。

「日本再興戦略」では、「意識・動機付けにより潜在市場の拡大を図るとともに、規制・制度の改革・明確化を始めとして、最も効果的な政策手段を採用することで、健康増進・予防や生活支援を担う市場・産業を育成する」[*7]とされている。具体化のための主要な施策として、まずは「適正なケアサイクルの確立と、公的保険に依存しない新たな健康寿命延伸産業を育成するための包括的な政策パッケージ」として、「関連規制に関するグレーゾーンの解消、[*8] 新製品・サービスの品質保証・情報共有の仕組み、リース方式の活用等を通じた市場の創造・リスク補塡に取り組む」としている。

また、具体的施策として以下の内容があげられている。すなわち、①予防・健康管理の推進に関する新たな仕組みづくり（レセプト［診療報酬請求］等のデータを活用した健康増進のための「データヘルス計画［仮称］」の作成・公表、特定保健指導の効果の検証を踏まえた後期高齢者支援金の加算・減算方式の仕組みの検討、セルフメディケーションのための薬局・薬剤師の活用など）、②食の有する健康増進機能の活用（科学的根拠をもとに健康食品等の機能性を表示できる方策の検討、健康増進機能を有する食材・食品の開発・普及促進など）、③医療・介護情報の電子化の促進（レセプト等データの利活用の推進、地域でのカルテ・介護情報の共有など）、④医療情報の利活用促進と番号制度導入（自分の医療・健康データを利活用できる環境の整備、医療情報の番号制度の導入など）、⑤一般用医薬品のインターネット販売、⑥ヘルスケアポイントの付与（健康増進に関する取り組み・成果に付与し、健康・介護サービス施設や地域商店街で利用するポイントを用いた大規模実証実験）などである。

健康増進の動機づけや仕組みづくり自体をビジネス化するとともに、市場での購入・利用を促進することで食・医薬品、運動・検査・生活支援に関連するサービスの市場・産業の育成をはかることが第一の柱のポイントである。

(3) 革新的な医薬品・医療機器等による市場創造

医薬品・医療機器・再生医療等の市場創造は、いわば医療を輸出産業化する戦略であり、「世界で拡大するマーケットを獲得できる世界最先端の革新的製品を創出する」ことをめざす。そのための方策として、まずは「医療分野の研究開発の司令塔機能」(「日本版NIH：National Institutes of Health」)の創設を行い、革新的な製品を世界に先駆けて実用化するための「最先端医療迅速評価制度(仮称)」(先進医療ハイウェイ構想)の推進、研究加速のための規制・制度改革(薬事法等の改正、革新的な製品の開発・評価方法の確立、再生医療の実用化の促進のための環境整備、臨床研究中核病院等の医療法上の位置づけ等)、先端医療開発特区(「スーパー特区」)の後続事業(ポスト「スーパー特区[仮称]」)の構築、医薬品・医療機器の審査ラグ「ゼロ」の実現に向けた独立行政法人医薬品医療機器総合機構(PMDA)の強化等に取り組むとしている。また、医療の国際展開に向けた新興国等への医療拠点の創設(二〇一〇年までに一〇か所程度)、医療法人の現地法人への出資可能化等も課題にあげられている。*9

これらのうち、すでに司令塔機能として「健康・医療戦略推進本部」が創設され、先進医療の評価の迅速化・効率化や医療法人の現地法人への出資のルール化など具体化が進んでいる。

(4) 医療・介護供給体制の再編による市場創造

第三の柱は、医療・介護の提供体制、高齢者向け住宅など高齢者・障害者の地域での暮らしにかかわるニーズに対応した市場創造である。第一の柱で掲げた「健康寿命伸長産業」の育成や「医療・介護情報の電子化の促進」などに加えて、①医療・介護サービスの高度化（社会福祉法人改革、医療情報連携ネットワークの普及、介護・医療情報の「見える化」など）、②生活支援サービス・住まいの提供体制の強化、③安心して歩いて暮らせるまちづくり（「スマートウェルネス住宅・シティ」の実現に向けた高齢者向け住宅等の取得・運用に関するガイドラインの整備、高齢者向け住宅や生活拠点の集約化、ICTを活用した見守り、公共交通の充実を図る仕組みの構築、公共交通を補完する取り組みなど）、④都市部での高齢化対策としての地域包括ケアシステムの構築、⑤ロボット介護機器開発五か年計画の実施などを通じて在宅支援にかかわる市場・産業を創出するとしている。[*10]

「地域包括支援システム」として括られた医療・介護・生活支援・住まい・予防について、医療本体を除いてほぼすべて民間ベースで提供する体制をつくりあげることによる市場創造が第三の柱のポイントである。

3 医療・介護の成長産業への組み替え
——『日本再興戦略』改訂二〇一四」による具体化

「日本再興戦略」は、二〇一四年六月に、一年間の進捗状況を踏まえて改訂され、『日本再興戦略』改訂二〇一四」（以下、「改訂再興戦略」）として再スタートを切った。「改訂再興戦略」は、まず、「改訂戦略における鍵となる施策」として、①日本の「稼ぐ力」を取り戻す、②担い手を生み出す、③新たな成長エンジンと地域の支え手となる産業の育成、④地域活性化と中堅・中小企業・中規模事業者の革新の四点をあげ、これらを具体化するための「さらなる成長の実現に向けた今後の対応」と「主要施策例」を示し、「日本再興戦略」で掲げた三つのアクションプランを、この方向に沿って補強しバージョンアップをはかる組み立てになっている。「今後の対応」では、「改革への集中的取組」として「国家戦略特区の強化」を掲げ、「二〇二〇年に向けた改革の加速」を強調している。[*11]

医療・介護にかかわる施策は、「戦略的市場創造プラン」の「テーマ1：国民の『健康寿命』の延伸」において提示されている。その内容は、単なる課題の整理や追加にとどまらず、変化を加速させるためのプランのバージョンアップである。「改訂再興戦略」は、「日本再興戦略」では多くの施策を掲げたが、「中長期的な成長を実現するための課題が残されていた」[*12]として、その課題に向けた「新たに講ずべき措置」として、五つの柱のもとに具体的施策を掲げた（五つめの柱は「その他」）。以下、それぞれみていこう。

(1) 効率的で質の高いサービス提供体制の確立

第一の柱は、「効率的で質の高いサービス提供体制の確立」である。ここでは、以下の六点が新たに講ずべき措置としてあげられている。[*13]

①医療・介護等を一体的に提供する非営利ホールディングカンパニー型法人制度（仮称）の創設

②医療法人制度に関する規制の見直し（医療法人の分割、医療法人の附帯業務の拡充、社会医療法人の認定要件の見直し）

③医薬品質情報のさらなる開示、介護サービスの質の改善（病院間の横比較を可能とするデータの開示、DPCデータの第三者提供の試験的運用、介護サービスの質の評価に向けた仕組みづくり）

④居住系介護施設待機者の解消に向けた適切な介護サービス提供体制の構築（居住系介護施設ニーズの介護保険事業計画への反映、そのための支援）

⑤大都市圏の高齢化に伴う医療・介護需要への対応（都市型モデルの構築へ向けた需要推計および対応策の検討）

⑥看護師・薬剤師等医師以外の者の役割の拡大（業務の範囲の拡大）

ここでまず目を引くのが、「非営利ホールディングカンパニー型法人制度（仮称）の創設」である。詳しくは後にみるが、複数の医療法人や社会福祉法人に加え、多様な非営利法人（自治体、独立行政法人、公立大学法人等）を統括し、一体的な経営を行う新たな法人が構想されており、しかも「地域内の医療・サービス提供者の機能分化や連携の推進等に向けた制度改革を進め、医療、介護サービスの効率化・高度化を図り、地域包括ケアを実現する」ための措置として提起されている。ということは、このメガ法人を通して、医療から介護までの提供をコントロールすることが構想されていることになる。そうであれば、提供体制の再編も地域包括ケアも、これまでとは質的に異なる方向で検討されていることになる。

こうした方向と並行して、居住系介護施設の需要、大都市での医療・介護需要への対応による量的拡大（④、⑤）、データを活用した質の改善と評価（③）、医療法人および医療従事者の組織と運営の見直し（②、⑥）を進め、提供体制の効率化をはかろうとしていることがわかる。

(2) 公的保険外サービス産業の活性化

第二の柱は、「公的保険外サービス産業の活性化」である。ここでは以下の措置があげられている。[*14]

①個人・保険者・経営者等に対する健康・予防インセンティブの付与（ヘルスケアポイントの付与、後期高齢者医療への支援金の加算・減算、健康増進にかかわる取組の企業間比較ができる評価指標の構築、東京証券取引所における健康経営銘柄［仮］の設定の検討、CSR報告書等への健康管理等の取り組みの記載、健康増進に向けた優良取り組み事例の選定・表彰等）

②ヘルスケア産業を担う民間事業者等が創意工夫を発揮できる市場環境の整備（地域ヘルスケア産業支援ファンド［仮］の創設、運動指導サービスに対する民間機関による第三者認証の試行、次世代ヘルスケア産業協議会の全国展開、専門人材とヘルスケア産業を担う民間事業者等とのマッチング支援、宿泊型新保健指導プログラム［仮］の開発、民間企業による健康増進・生活支援・介護予防サービスの多機能拠点の仕組みの構築）

③医療用医薬品から一般用医薬品への移行（スイッチＯＴＣ）の促進（企業の承認申請に応じた速やかな審査）

④医療・介護のインバウンド・アウトバウンドの促進（外国人患者受け入れ体制の充実、外国人旅行者の医療機関情報の取得の仕組みづくり、医療の国際展開のための他国の人材育成・公的医療保険整備等の支援、国際共同臨床研究・治験の推進、日本で承認された医薬品・医療機器の相手国での許認可手続きの簡素化等）

公的保険外サービスの中心は、健康増進・予防にかかわるサービスである。その産業化の促進を、一方での健康増進に関するインセンティブの付与（①）、他方での事業者への活動基盤・環境の整備（②、③）、さらには国際展開によってはかろうとするのがこれらの措置である。これらは、セルフメディケーションの促進にかかわる市場創造の具体化とみることができる。

(3) 保険給付対象範囲の整理・検討

第三の柱は、「保険給付対象範囲の整理・検討」である。具体的措置としては、大きく分けて以下の二つである。[*15]

①最先端の医療技術・医薬品等への迅速なアクセス確保（保険外併用療養費制度の大幅な拡大、評価療養・選定療養の見直し・効率化、保険適用の評価時の費用対効果分析の導入、日本版コンパッショネートユース〔生命にかかわるなどの重い病気でほかに治療法のない患者のために限定的に未承認薬の使用を認める制度〕の導入、患者申出療養〔仮称。後述〕の創設）

②後発医薬品の積極的な活用

詳しい内容は後にみるが、戦略的市場創造のプランとして保険給付の対象範囲の見直しを掲げること自体、きわめて挑戦的である。この問題の立て方自体に、「二正面作戦」の本質が端的に現れている。さまざまな策を弄してみても、市場を拡大しようとすれば、最終的には保険が適用されている範囲を制限し、市場に委ねるほかないからである。

(4) 医療・介護のＩＣＴ化

第四の柱は、「医療・介護のＩＣＴ化」である。ここにも多くの新たな措置が盛りこまれているが、以下の四つに区分されている。[*16]

①健康・医療分野におけるICT化にかかわる基盤整備（医療など分野における番号制度の活用の検討、医療・介護・健康分野のデジタル基盤の構築）

②電子処方箋の実現

③医療情報連携ネットワークの普及促進、地域包括ケアにかかわる多様な主体の情報共有・連携の推進等（医療情報連携ネットワークの標準モデルの確立、在宅医療・介護分野の情報連携の標準規格の策定・普及、個人情報の扱いに関する患者同意の取り方の事例分析と具体化、クラウド化）

④革新的医薬品開発に資するシミュレーション技術のさらなる高度化

医療・介護分野の情報は、一方で連携のための手段としての活用促進が準備されているが（①、②、③）、他方で、医療・介護の提供・利用のコントロールの手段として活用する途が急速に具体化されつつある。[*17]

そして、それら両面からの情報活用の拡大を、それ自体新たなビジネスとして育成していくことが意図されている。

(5)「その他」の措置

最後に、第五の柱というほどのまとまりがないが、以下の二つの措置があげられている。[*18]

①女性医師が働きやすい環境の整備

②世界に先駆けた革新的医薬品・医療機器等の実用化の推進（「先駆けパッケージ戦略」）

女性医師の環境整備は、「改訂再興戦略」における鍵となる施策の一つに位置づけられた「女性の更なる活躍促進」を受けた措置であると同時に、医療の産業育成の担い手確保としても位置づけられたものとみてよい。医療の産業育成も、医師不足が続くようであれば展望がもてないからである。また「先駆けパッケージ戦略」は、すでに「日本再興戦略」で具体的措置が盛りこまれたことから「改訂再興戦略」では大きな柱には加えられなかった、革新的医薬品・医療機器開発が市場創造プランの柱であることを確認する意味をもっていると考えられる。

(6) 戦略的市場創造プランの三つの柱の具体化

以上の「具体的施策」によって、「日本再興戦略」における戦略的市場創造プランの三つの柱として位置づけられた内容が、どのように具体化されようとしているか、その点をみることで戦略的市場創造プランがいかなる方向に向かおうとしているか、検討したい。

●①「セルフメディケーション」による市場創造——「地域保健」を丸ごと市場ベースに

この柱の具体化の中心は、すでにふれたように「公的保険外サービス産業の活性化」である。あらためて紹介しておくと、「個人・保険者・経営者等に対する健康・予防インセンティブの付与」、「ヘルスケア産業を担う民間事業者等が創意工夫を発揮できる市場環境の整備」「医療用医薬品から一般用医薬品への移行（スイッチOTC）の促進」等をそのための方策として提起し、経営者へのインセンティブとして「健康経営銘柄（仮称）」の設置の検討、「地域ヘルスケア産業支援ファンド（仮称）」の創設、「運動指導サービス」の試行的実施、地域版「ヘルスケア産業協議会」の全国展開、専門人材と民間事業者とのマッチング支援、「宿泊型新保健指導プログラム（仮称）」の開発、民間企業（コンビニ、飲食店都等）による健康増進・生活支援・介護予防サービスの多機能拠点（総合相談、訪問・通所サービス、宅配・配食サービス、見守り等を担う「街のワクワク［WAC　WAC］プレイス［仮称］」）の整備など、文字どおり「健康寿命延伸産業」を、ありとあらゆる手立てを講じて育成する方策が示されている。

重要なのは、これらの施策のために公的サービスを削減し民間サービスに置き換えることを露骨に求めていることである。後にみる「健康・医療戦略」では、この点をより具体的に示しているが、「公的保険外のサービス産業の活性化」は、公的保険サービスの枠外での展開を意味しているわけではなく、いわば「地域保健」を丸ごと市場ベースの事業に置き換えることを意図して進められている。まさしく健康を入口にした医療の市場化・営利化である。

●②革新的な医薬品・医療機器等による市場創造

「改訂再興戦略」は、国内市場の確保に向けて「最先端の医療技術・医薬品等への迅速なアクセス確保（保険外併用療養費制度の大幅拡大）」をうたい、新たな保険外併用の仕組み（「患者申出療養［仮称］」の創設）、「日本版コンパッショネートユース」の導入等を提起した。そのなかに、「革新的な医療技術等の保険適用の評価時の費用対効果分析の導入等」があげられており、保険適用と保険外併用について新たな方式をもちこもうとしている。また、新たに創設された「国家戦略特区」を活用し具体化を進めようとしている。これらは後にあらためて取り上げる。

「改訂再興戦略」における医薬品・医療機器等による市場創造は、「公的保険給付対象範囲の整理・検討」として位置づけられているように、新たな保険適用を避け、また現在保険適用がされている給付も費用対効果分析を用いて保険外とすることに道を開き、自由診療の領域を拡大することで市場拡大をはかることをねらっている。しかし、保険外とすることは先進医療の成果をすべての国民が享受できることを前提にしておらず、負担能力のある者だけが選択できる市場ベースでの実施である。このプランは、医薬品・医療機器の競争強化を直接の課題としているが、医療保険の側面からみると、内部から保険制度を掘り崩すものである。

●③医療・介護供給体制の再編による市場創造

「改訂再興戦略」は、「効率的で質の高いサービス提供体制の確立」のための新たな施策として、「医療・介護等を一体的に提供する非営利ホールディングカンパニー型法人制度（仮称）の創設」を提起するとともに、居住系介護施設の需要、大都市圏の医療・介護需要への対応による量的拡大、データを活用した質の改善と評価、医療法人および医療従事者の組織と運営の見直しを進め、提供体制の効率化をはかろうとしている。「非営利ホールディングカンパニー型法人制度（仮称）の創設」は項をあらためて取り上げることとして、ここでは、それ以外の措置についてみておきたい。

居住系介護施設および大都市圏の医療・介護需要への対応は、地域包括ケアシステムに住まいを位置づけながら、同時に介護施設の利用に制限を加える介護保険制度の改正を行ったことに示されるように、住まいのニーズを顕在化させ量的整備を促しはするが、介護施設での対応ではなく、基本的にはサービス付き高齢者向け住宅など市場ベースでの提供に委ね、それをバネに市場創造・市場拡大を進めるための措置といってよい。[*19]

医療・介護の提供体制それ自体は、非営利ホールディングカンパニー型法人制度のもとで将来的には束ねていくことが構想されてはいるが、直接そこへ向かうには無理があり、医療法人、社会福祉法人の「改革」を進めながら、段階的に進んでいかざるをえない。社会福祉法人制度の改革はすでに動きだしているが、医療法人制度はこれからである。ここで具体的措置としてあげられた「医療法人制度に関する規制の見直し」は、その一環である。また、データを活用した質の改善と評価は、「医療介護のICT化」の箇所でふれたように、データ開示を提供体制の再編に活用すると同時に、質の改善にも活用し、市場の拡大のためにも、市場の「健全性」を維持しようとするものである。

(7) 医療・介護の一大産業化――非営利ホールディングカンパニー型法人制度

ここで、医療・介護供給体制の再編の具体像として「改訂再興戦略」が示した「非営利ホールディングカンパニー型法人制度」について取り上げる。詳細については、すでに第2章で取り上げられているので、ここでは簡単にポイントだけふれておく。この構想が最初に登場してくるのは、「社会保障制度改革国民会議報告書」（以下、「国民会議報告」）においてである。「国民会議報告」は、医療・介護サービスの提供体制改革の課題の一つに「医療法人制度・社会福祉法人制度の見直し」をあげ、以下のように指摘した。

「医療法人等の間の競合を避け、地域における医療・介護サービスのネットワーク化を図るためには、当事者間の競争よりも協調が必要であり、その際、医療法人等が容易に再編・統合できるよう制度の見直しを行うことが重要である。このため、医療法人制度・社会福祉法人制度について、非営利性や公共性の堅持を前提としつつ、機能の分化・連携の推進に資するよう、例えばホールディングカンパニーの枠組みのような法人間の合併や権利の移転等を速やかに行うことができる道を開くための制度改正を検討する必要がある」。

かかる提起を受け、また安倍首相が二〇一四年一月のダボス会議での冒頭演説で巨大な医療介護事業体の必要性に言及したことを受け、非営利ホールディングカンパニー型法人制度の検討が急速に動きだした。現在「医療法人の事業展開等に関する検討会」で議論が進められているが、検討会は、①理念の共有、②意思決定の共有、③ヒト・カネ・モノの有効な活用の三点を共有できる仕組みとすること（ヒトの活用として「グループ内法人間での医療職や事務職の異動や共同研修などが可能」、カネの活用として「グループ内の非営利法人間に限定したうえで資金の融通が可能［寄付、貸付、債務保証、債務の引受などを想定］」、モノの活用として「新たに株式会社に出資することが可能」）などの具体的イメージを示している。また「国立大学法人など各法人制度において、ガバナンスの仕組みを設けたり、非営利法人間での資金の融通を認めれば、参加が可能」として、大学附属病院や公立病院の参加も可能な法人とすることを検討している。

巨大ないくつかの非営利ホールディングカンパニー型法人によって地域の医療・介護・生活サービス・住宅等が提供されるようになれば、地域ごとの医療・介護サービスのコントロールも容易になる。それがこの構想の一つのねらいである。

医療・介護の連携がとれた、切れ目のない体制の整備は必要だが、川上から川下まで包括するメガ法人による提供は、効率のよい事業者だけを残す淘汰を招くとともに、少数の法人を介した医療・介護の総量規制へと導く。そして何よりも問題なのは、メガ法人は非営利とはいえ、傘下に営利法人を擁し、経営自体も大規模化していけば事実上営利化していかざるをえない運命にあることである。大規模事業体による医療・介護の一大産業化、この点こそ、非営利ホールディングカンパニー型法人の真のねらいである。[*20]

以下、「健康・医療戦略」推進体制（第4節）、規制改革実施計画（第5節）、国家戦略特区（第6節）の三側面から健康・医療の営利産業化を推進する体制とその手法を概観する。

4 「健康・医療戦略」による医療の産業化推進体制の確立

(1)「健康・医療戦略」の経緯と推進体制

「日本再興戦略」で示された健康・医療戦略の推進をはかるために、「健康・医療戦略推進法案」が国会に提出され、二〇一四年五月に成立した。同法は、目的について、「健康長寿社会」の形成のためには、「世界最高水準の医療」の提供に資する「健康・医療に関する先端的研究開発及び産業創出」とそれを通じた「我が国の経済の成長」をはかることをあげている。*21

同法にもとづいて、健康・医療戦略の推進体制が整備された。まず、総理大臣を本部長とする「健康・医療戦略推進本部」が設置され、そのもとに内閣官房長官を議長とし関係府省の局長クラスで構成される「健康・医療戦略推進会議」がおかれた。また、推進本部に対して専門的助言を行う「健康・医療戦略参与会合」、同じく専門的調査を行う「健康・医療戦略推進専門調査会」がそれぞれ設けられ、事務局機能を担う「健康・医療戦略室」が内閣官房に設置された。

同法とセットで提出された「独立行政法人日本医療研究開発機構法」の成立に伴って、府省庁間の連絡調整ととりまとめを役割とする同機構が発足した。[*22]

また、これまで関係大臣の申合せであった「健康・医療戦略」が、規定にもとづく正式な文書として定められ、二〇一四年七月に閣議決定された。さらに、研究開発促進のための「医療分野研究開発推進計画」が戦略本部において七月に決定され、「日本再興戦略」が早期の体制構築として求めていた「日本版NIH」が、以上のような形で具体化され、推進体制が一応の確立をみた。

(2)「健康・医療戦略」の基本理念と施策の四本柱

「健康・医療戦略」は、「健康・医療戦略推進法」第二条でうたわれた、①世界最高水準の技術を用いた医療の提供、②経済成長への寄与の二点を基本理念として確認している。重要な点は、「経済成長の寄与」について、「健康長寿社会に資する産業活動の創出及びこれらの産業の海外における展開の促進その他の活性化により、海外における医療の質の向上にも寄与しつつ、我が国経済の成長に寄与する」として、国際展開を正面からうたっていることである。[*23] このことに示されるように、「健康・医療戦略」は、「健康長寿社会」の実現を掲げながら、その実体は、成長戦略としての経済の国際展開の一翼を担うものとして制定されたものにほかならない。「健康・医療戦略」は、四つの柱からなる施策を掲げている。[*24]

①世界最高水準の医療の提供に資する医療分野の研究開発等に関する施策

②健康・医療に関する新産業創出及び国際展開の促進等に関する施策

③健康・医療に関する先端的研究開発及び新産業創出に関する教育の振興・人材の確保等に関する施策
④世界最先端の医療の実現のための医療・介護・健康に関するデジタル化・ICT化に関する施策

以下、それぞれの内容とポイントを整理しておく。

①の柱は、文字どおり「医療分野の研究開発の推進」の基本施策を定めるもので、世界最先端の医療の実現に向けた研究開発を推進すること、そのために国が「研究開発の環境の整備」を進め、「研究開発の公平かつ適正な実施の確保」に努め、「実用化のための審査体制の整備」をはかり、「人材育成」に取り組むことをうたっている。

②では産業創出のための環境整備と市場の創出・確保の必要性を指摘し、そのための施策を詳細にあげている。具体的には、すでにみた公的保険外のサービス、とりわけ健康増進・予防サービスの促進、ベンチャー企業への支援、そして国際展開の促進である。なかでも「国際展開」については、国際医療協力の枠組みの運用からはじまって、新興国等における保健基盤の構築、国際医療事業を通じた国際展開に至るまで、具体的な施策が並べられている。

③は、表題どおり教育振興・人材確保を取り上げている。具体的には、新産業創出を推進するために必要な専門的人材の育成・確保の推進、そのための教育および学習の進展と広報活動の充実をあげている。とくに、実用化や産官学との連携・マッチング、医療ニーズの発掘・企画からビジネスプランの策定まで「一貫したマネジメント等を行うことができるイノベーション人材」の確保・育成の必要性を強調してい

る点が重要である。

④は、文字どおりデジタル化・ICT化について取り上げている。具体的には、デジタル基盤の構築、デジタル基盤の利活用、現場の高度なデジタル化、医療情報・個人情報の利活用に関する制度をあげている。ここでは、デジタル基盤の利活用について、レセプトデータの活用、特定健診データと連携させた医療費分析と健康把握、検査データを使った生活習慣病の重症化予防など、医療費管理・健康管理への利活用の促進がうたわれている点が重要である。

(3)「健康・医療戦略」による「日本再興戦略」の具体化

「日本再興戦略」における戦略的市場創造プランの三つの柱は、どのように具体化・推進されようとしているのだろうか。

●①「セルフメディケーション」による市場創造

第一の柱が、「日本再興戦略」よりさらに踏みこんでいるのは、健康増進・予防を公的保険外サービスとして位置づけていながら、自治体に、民間サービスの利用促進のための役割を強く求めている点である。具体的には以下のように記している。

「自治体が公的保険医療、公的給付行政範囲だけでなく、地域の予防・健康管理サービスを適切に組み合わせた地域の保健の増進に関し自治体が情報交換を行う場を設け、サービス事業を取り込んだ新しいヘルスケア社会システム（公的保険外の民間サービスの存在を考慮した地域保健等）の確立を目指す[*25]」。

自治体は、自らの責任において保健・予防事業を展開してきた。そのために、保健所を設け、保健師を配置し、地域保健に取り組んできた。それは、文字どおりの公共サービスであり、健康権保障の活動であった。民間サービスが存在し、それを利用する人がいても、自治体がそのサービスに住民の健康を委ねることは、自治体の責任放棄を意味する。「健康・医療戦略」は、事実上そのことを求めている。地域保健に民間サービスを導入する施策は、社会保障としての保健事業に縮小・解体を迫るものである。公的保険外サービスの拡大施策は、決して公的保険に手をつけない施策ではなく、次第に公的保険・公共サービスにとってかわることを意図し、かつ、自治体にそうした変更を自ら行わせようとするものである。

●②革新的な医薬品・医療機器等による市場創造

次に、第二の柱、革新的な医薬品・医療機器による市場創造についてみよう。ここでは、すでにふれたように、国際展開についてかなり踏みこみ、詳細なプランに仕立て上げられている点が「日本再興戦略」との違いである。関係機関と協力した新興国・途上国への売りこみ、そのための新興国等における保健基盤の整備、熱帯病や栄養不良等に関する官民連携による支援、ODAなどの活用等、他国の保健・医療制度や人材育成にまで踏みこんでいる[*26]。

輸出のための環境整備を進めるこうしたプランが、司令塔である健康・医療戦略推進本部の指導のもとで、本部長＝首相のトップ・セールスとセットになりながら展開されている。日本の医療機器・医薬品の販路拡大のために、人道支援の形をとって保健基盤の整備を進め、その先に相手国の許認可手続きの簡素化を迫る施策は、改良策の装いをとっているとはいえ、経済侵略そのものである。

●③医療・介護供給体制の再編による市場創造

医療・介護の提供体制、高齢者・障害者らの暮らしにかかわるニーズに対応した市場の創造という第三の柱をみると、とくに、ICT化は詳細であり、医療・介護のデジタル基盤の構築と利活用（データの統合・共有、利活用をはかる事業の創出、マイナンバー等番号制度の利活用等）によって提供体制の再編と市場創造に最大限生かそうとしている。たとえば、デジタル基盤の利活用については、すでに紹介したように、レセプトデータの活用、特定健診データと連携させた医療費分析と健康把握、検査データを使った生活習慣病の重症化予防などがあげられ、医療費管理・健康管理への利活用を求めている。[*27] 実際にも、二〇一五年度にはマイナンバーもはじまり、制度的基盤が整うだけに、急速に具体化が進む可能性がある。

(4)「健康・医療戦略」がめざす二〇二〇年目標と真のねらい

「健康・医療戦略」は、本節(2)でみた四本柱のあとに、「達成すべき成果目標」をあげている。そこには一五の項目についてそれぞれ「二〇二〇年頃までの達成目標」が示されている。たとえば、「医療機器開発」では、①医療機器の輸出額を倍増（二〇一一年約五〇〇〇億円→約一兆円）、②五種類以上の革新的医療機器の実用化、③国内医療機器市場規模の拡大三・二兆円、などが目標とされている。[*28]「世界最高水準の医療の提供に資する医療分野の研究開発」をめざすだけあって、目標はきわめて意欲的である。それは、「医薬品創出」でも、「再生医療」でも、然りである。

そのなかで無視できないのは、「健康・医療に関する新産業創出及び国際展開の促進等に関する施策」において、健康増進・予防、生活支援関連産業の市場規模を四兆円から一〇兆円へ拡大する目標があげられている点である。あくまで目標といえばそれまでだが、健康増進・予防、生活支援関連産業の市場規模を二倍以上にすることは、公的制度を制限して市場に置き換えたり、新たに市場ベースでのサービス利用を飛躍的に拡大させることを想定してのことである。

しかも、国際展開の目標もきわめて高く、国内の医療機器市場が三・二兆円目標であるのに対し、二〇三〇年目標とはいえ海外市場規模を五兆円と見込んでおり、海外の日本の医療拠点も三か所から一〇か所に増やすとしている。国際展開こそ「健康・医療戦略」の真のねらいと指摘したのは、基本理念における「経済成長への寄与」にみる国際展開へのこだわり、そして海外展開のこうした目標設定を踏まえてのことである。「健康長寿社会」の形成への寄与は、枕詞にすぎない。

5

規制改革による医療産業化の加速
――「規制改革実施計画」の検討

(1) 成長戦略における規制緩和の位置づけ

成長戦略において掲げた施策が実際に具体化され実施されていくためには、法・制度として整備され、実施計画に盛りこまれ、予算措置が行われなければならない。また、施策によっては、その際に法改正により規制を撤廃したり緩和する必要がある。とりわけ、公的制度へ市場原理を導入したり、民間事業者の参入を可能にする措置を伴う場合には、規制の見直しが不可欠である。一九八〇年代の臨調・行革にはじまり、一九九〇年代半ばに本格化する構造改革を経て今日に至るまで、名前を変えながらも、途切れることなく規制緩和の計画が策定されつづけてきたのは、三〇年を超える期間、社会制度の領域へ市場をもちこみ、市場の拡大をはかることが一貫して「改革」の中心的課題に据えられてきたからにほかならない。

現下の改革も例外ではない。それどころか、安倍政権は、これまでにも増して市場拡大に意欲を燃やし、緩和されつづけてきた医療・福祉の領域の規制に対しても、「岩盤規制」と称して憎悪を露わにし、その突破を目標に掲げている。

こうした角度から、これまでみてきた成長戦略とセットになって検討され、策定されてきたのが「規制改革実施計画」である。以下では、二〇一四年六月二四日に閣議決定された「規制改革実施計画」を取り上げ、戦略的市場創造プランおよび健康・医療戦略のもう一つの具体化過程を追ってみる。[*29]

「規制改革実施計画」は、その冒頭の「目的」に、「潜在需要を顕在化させることによる経済活動の支援、日本経済の再生に資する各種規制の見直しを行い、社会経済の構造改革を進めること[*30]」としており、まさしく構造改革と規制緩和はメダルの裏表の関係にあることが明確に示されている。そのうえで、この計画は、「基本的な考え方」において、「規制緩和によって、企業、NPOなどの事業者の創意工夫を拒む壁を取り除き、イノベーションを喚起し、国民の潜在需要を開花させること」、そして、世界からわが国への投資を呼びこむための「世界最先端」の経済環境の整備をはかること等の観点を示している。[*31] まさしく、「世界で一番ビジネスがしやすい環境」づくりが基本的観点である。

この計画は、そのうえで、「改訂再興戦略」の推進にあたり「阻害要因を除去するため」、健康・医療、雇用、創業・IT、農業、貿易・投資等を「改革の重点分野」とするとしている。ここには、あらためて説明する必要がないほど明確に、成長戦略、健康・医療戦略との関係が述べられている。この点を確認して、以下、具体的な内容を検討する。

(2)「健康・医療分野」の重点事項と規制改革の内容

「規制改革実施計画」は、先ほどみた「基本的考え方」などの「共通的事項」に続けて「分野別措置事項」を掲げ、「事項名」「規制改革の内容」「実施時期」「所管省庁」を盛りこんだ一覧表を「重点事項」ごとにまとめて示している。その冒頭にあげられているのが「健康・医療分野」である。ここで「重点事項」として示されたのは、以下の九項目である。[*32]

①新たな保険外併用の仕組みの創設
②介護・保育事業等における経営管理の強化とイコールフッティングの確立
③革新的な医薬品・医療機器の価格に関する制度の改善
④最適な地域医療の実現に向けた医療提供体制の構築
⑤生活の場での医療・介護環境の充実
⑥医療用検査薬から一般用検査薬への転用の仕組みの早期実現
⑦保険者機能の充実・強化に向けた環境整備
⑧医療機関の経営基盤の強化
⑨看護師の「特定行為」の整備

「規制改革実施計画」は、以上の九項目について、さらに具体的な「事項名」を全体で六三掲げ、「事項名」ごとにいつまでに実施に移すかを示している。その事項それぞれについて取り上げることはできないので、全体としての特徴とポイントおよびねらいについて、まとめておきたい。

重点事項は、大きく分けて医療制度の改革にかかわる事項、介護保険制度の改革にかかわる事項、保育制度の改革にかかわる事項の三つからなる。内容的には、競争条件の整備（②）、研究開発の促進（③）、提供体制の整備・見直し（④、⑤、⑦、⑧、⑨）、仕組み自体の見直し（①、⑥）に分けることができる。これらの内容が複数かかわる事項もある。

「競争条件の整備」は、その名のとおり「イコールフッティング」を求めるもので、具体的には社会福祉法人制度の見直しによって営利法人等との競争条件の均等化をめざす内容で、二〇項目にも及ぶ大幅見直しである。[*33] この見直しは、競争条件の整備に加えて、非営利ホールディングカンパニー型法人制度へ向けた各法人制度の見直しの側面もある。

「研究開発の促進」は、健康・医療における戦略的市場創造の三つの柱の一つである医薬品・医療機器の研究開発に対応する制度の見直しで、評価のあり方等の事項である。

「提供体制の整備・見直し」は、主に医療・介護の提供体制にかかわる内容で、医療計画・介護保険事業計画、病床規制、在宅医療・介護、保険者機能のそれぞれの見直し、医療機関の経営基盤の強化を含む。これらは、医療・介護総合確保法にかかわる事項である（本書、第2章参照）。

「仕組み自体の見直し」は、混合診療にかかわる制度化と検査薬の取り扱いにかかわる見直しである。

検査薬の件は、医療用から一般用への転用の仕組みを早期に構築する見直しで、セルフメディケーションの促進の一環である。混合診療の件は、新たな保険外併用療養制度の仕組みを「患者申出療養（仮称）」として創設するもので、成長戦略の重点項目にもあげられた重要事項である。

(3)「日本再興戦略」の重点項目の具体化と産業化の加速

以上の具体的事項は、いずれも「日本再興戦略」「改訂再興戦略」の具体化・促進のために設定されたものである。これらの内容と各戦略、計画との関連を明確にするために、再度、戦略的市場創造プランの三つの柱に沿って再整理をしておきたい。

●①「セルフメディケーション」による市場創造

この柱に関連する事項は、「医療用検査薬から一般用検査薬への転用の仕組みの早期構築」である。セルフメディケーションは、健康の自己管理を進めるとともに、それを支える医薬品、医療情報、健康食品等の関連市場を広げる措置であるが、なかでも医薬品は、市場規模からみても中心的な対象である。これまでも、医薬品のコンビニでの販売、インターネットでの販売など、いくつもの見直しが行われてきたが、今回の事項はその一環である。「規制改革実施計画」は、転用の仕組みの構築に向けて、申請から承認に至る一連の手続きについて整備を求めている。

●②革新的な医薬品・医療機器等による市場創造

この柱に関する事項は、新たな保険外併用療養制度の創設および医薬品・医療機器の価格に関する制度の改善の二つである。後者は、革新性の評価および新薬の促進加算など診療報酬上の扱いに関するもので、すでに措置ずみの事項もある。

前者は、革新的な医薬品・医療機器の実用化によって市場創造をはかる一環として検討されてきた事項で、成長戦略においても重点項目とされてきた。「規制改革実施計画」では、規制改革会議や産業競争力会議などで検討されてきた内容を踏まえて、「患者申出療養（仮称）」の創設を求めている（本書、第1章参照）。

「患者申出療養」制度は、まず安全性・有効性の確認について、前例がない診療については、臨床研究中核病院が、患者からの申出を受けて国に対して申請し、原則六週間で国が判断して受診できるようにする。前例がある診療については、臨床研究中核病院のほか、患者に身近な医療機関（予定協力医療機関）が、臨床患者からの申出を受け、前例を扱った臨床研究中核病院に対して申請。原則二週間以内で臨床研究中核病院が判断し、受診できるようにするとしている。そして、臨床研究中核病院は、要件を満たせば追加していくこと、協力医療機関も随時追加していくこととしている。そして、これらの仕組みを盛りこんだ内容を、次期通常国会に関連法案として提出し、二〇一五年度には措置するとしている。

この制度は、提案当初の「選択療養」からは一定の歯止めがかかり、さらにその後の検討で、協力医療機関が「患者申出療養の窓口機能を有する特定機能病院」に変わり、国の審査として「患者申出療養会議」が設けられるなど、さらに歯止めを設ける方向で検討されているが、混合診療を拡大する措置であることに変わりはない。*34

●③医療・介護供給体制の再編による市場創造

この柱に関する事項は、右でみた提供体制の整備・見直しにかかわるものがそれにあたるが、個別には、医療・介護情報の電子化および高度化の促進を求めている「診療報酬明細書データの分析可能な環境整備」、「歯科診療報酬明細書の電子化の促進」が直接関連する。情報関連は、「健康・医療分野」のほかにも「創業・IT等分野」でも事項があがっており、分野横断的な広がりで市場創造が検討されている。

6 「国家戦略特区」制度による超法規的な規制の突破

(1)「国家戦略特区」の特徴と推進体制

健康・医療における戦略的市場創造の具体化・促進にかかわって、もう一つ取り上げなければならないのは、国家戦略特区である。特区制度は、これまでも規制緩和の突破口としてもちだされ活用されてきたが、国家戦略特区は、これまでとは異なる特別な内容をもっており、「岩盤規制」の突破を唱える安倍内閣の並々ならぬ意欲を背景にしているだけに、とりわけ医療の分野での規制緩和に新たな変化をもたらす可能性がある。[*35]

●「国家戦略特区」制度の目的と区域の定義

「国家戦略特別区域法」[*36]第一条は、「産業の国際競争力を強化」「国際的な経済活動の拠点を形成」すると掲げ、そのために「国が定めた国家戦略特別区域において、経済社会の構造改革を重点的に推進」するという。

第二条「国家戦略特別区域」では、第一条の目的に「相当程度寄与することが見込まれる区域」とされている。第三、五、六条にあるとおり、産業競争力強化に役立つ地域とその内容を、政府のイニシアティブで上から指定する。

第五条では、国が「国家戦略特別区域基本方針」を定めること、その基本方針には意義および目標、規制改革等の基本方針等が含まれなければならないこと、内閣総理大臣は「国家戦略特別区域諮問会議の意見を聞いて」基本方針の案を作成して閣議の決定を求めなければならないこと、必要があるときは「提案の公募」を行うこと等が定められている。また第六条で、内閣総理大臣が国家戦略特別区域ごとに基本方針に即して「区域方針」を定めること、区域方針を定める際には、国家戦略特別区域諮問会議および関係地方公共団体の意見を聞かなければならないこと等が定められている。

国家戦略特別区域ごとに「区域計画」を作成するため、「国家戦略特別区域会議」が組織される。その構成員は、国家戦略特別区域担当大臣、関係地方団体の長に加えて、内閣総理大臣が区域における特定事業を実施する者として選定した者、国家戦略特別区域担当大臣および関係地方公共団体の長が必要と認める国の関係行政機関の長、区域計画およびその実施に関し密接な関係を有する者を加えることができること等が定められている（第七条）。国家戦略特区ごとの特区会議は、政府、自治体、国家戦略特区で活躍したい企業からなる。ここでの議論が首相の決定を経て、公認の「区域計画」となる（第八条）。法や条例にない制度が住民投票なしに動きだすことになる。区域計画は徹底して国家管理による戦略的計画であることが大きな特徴である。

●規制の特例措置

規制撤廃で問題となるのは、旅館業法、医療法、建築基準法、道路法、農地法等、土地区画整理法、都市計画法、都市再開発法、都市再生特別措置法、政令等で規定された規制、地方公共団体の事務に関する規制についての条例、これらの特例および特例措置である。「医療法の特例」（第一四条）についてみると、高度医療提供事業の実施主体として病院の開設の許可の申請があった場合には、その事業に必要な病床数を区域計画に定め、その病床数を加えたものを基準病床数とみなして申請に対する許可事務を行う旨が定められている。つまり、病床規制の緩和、特例扱いである。

厚生労働省は、国家戦略特別区域および区域方針の決定に合わせて、「厚生労働省関係国家戦略特別区域法施行規則」を定め、特定認定の申請の具体的内容（添付書類、記載事項、変更の認定の申請、変更の届出等）を示した。

以上の内容を、おおよその流れに沿って整理すると、①内閣総理大臣が国家戦略特別区域諮問会議の意見を聞いて「国家戦略特別区域基本方針」を決め、②国家戦略特別区域を指定するとともに、国家戦略特別区域ごとの「区域方針」を決定する。③国家戦略特別区域ごとに設置された国家戦略特別区域会議が「国家戦略特別区域計画」を策定する。④区域会議は総理大臣に「区域計画」の認可申請を行い、⑤総理大臣は、申請に対して認可を行う。⑦認可を受けた区域計画に対して、規制の特例措置を適用する。以上のようにまとめることができる。なお、区域の指定にあたっては、実際には、地域からの提案を受け、それをもとに検討が行われる。[*37]

(2) 国家戦略特区の実際と医療の産業化

安倍首相は、二〇一四年三月二八日に国家戦略特別区域および区域方針を決定した。国家戦略特別区域には、東京圏、関西圏、新潟県新潟市、兵庫県養父《やぶ》市、福岡県福岡市、沖縄県の六つを指定し、それぞれ、対象区域、目標、政策課題、事業に関する基本的事項を定めた。事業に関する基本的事項には、実施が見込まれる特定事業（規制の特例措置の適用を受ける事業）等および規制改革事項があげられている。したがって、それぞれの区域において、特定事業として医療を取り上げるかどうかは、この基本的事項をみればわかる。以下、医療が特定事業として位置づけられている区域について、内容を紹介する。

●東京圏

東京圏は、東京都・神奈川県の全部または一部、千葉県成田市とされているが、指定範囲については、今後、関係地方公共団体の意見を聞いて定めるとしている。政策課題に、「グローバルな企業・人材・資金等の受け入れ促進」「起業等イノベーションの促進、創薬等のハブの形成」「外国人居住者を含め、ビジネスを支える生活環境の整備」があげられ、それに対応して、事業に関する基本的事項に「医療」があげられている(ほかに「都市再生・まちづくり」「雇用・労働」「歴史的建築物の活用」「その他」)。そして「医療」の中身として、①外国人向け医療の提供【外国医師】、②健康・未病産業や最先端医療関連産業の創出【病床、外国医師、保険外併用】、③国際的医療人材の養成【医学部検討、病床、外国医師、有期雇用】が示されている。カッコ内は、規制改革事項である(後述)。

●関西圏

関西圏は、大阪府・兵庫県・京都府の全部または一部とされているが、東京圏と同様に、今後、関係地方公共団体の意見を聞いて定めることとされている。ここでは、政策課題に「高度医療の提供に資する医療機関、研究機関、メーカー等の集積及び連携強化」「先端的な医薬品、医療機器等の研究開発に関する阻害要因の撤廃」「シーズ(企業が有する技術・材料等)の円滑な事業化・海外展開」があげられ、基本的事項に「医療」が第一に位置づけられている。具体的内容として、①再生医療等高度な先端医療の提供

【病床、外国医師、保険外併用】、②革新的医薬品、医療機器等の開発【病床、外国医師、保険外併用、有期雇用】があげられている。関西圏は、ほかにも「雇用」「都市再生・まちづくり」「教育」等も特定事業とされているが、「医療」が中心的な事業として位置づけられている。

●福岡県福岡市

当区域については、政策課題に「MICE（多くの集客が見込まれるビジネス・イベント）の誘致等を通じたイノベーションの推進及び新たなビジネス等の創出」があげられ、基本的事項に「医療」が加えられている。「医療」の具体的内容として、外国人向け医療の提供【病床、外国医師】があげられている。

医療が特定事業として位置づけられているのは、以上の三区域である。

なお、カッコ内の規制改革事項は、別紙で示されているが、右に示した医療関連についてのみ紹介すると、【病床】病床規制の特例による病床の新設・増床の容認、【外国医師】医療国際拠点における外国医師の診察、外国看護師の業務解禁（一部）、【保険外併用】保険外併用療養の拡充、【医学部検討】医学部の新設に関する検討、【有期雇用】有期雇用の特例、である。

現在の進捗状況は、関西圏と福岡市が、国・地方自治体・民間の代表者からなる「区域会議」を立ち上げ、「区域計画」を作成中である。東京圏については、区域の拡大等についてなお協議中となっている。

(3) 国家戦略特別区域と医療の変貌

国家戦略特別区域の基本的な目標は、産業の国際競争力を強化するとともに、国際的な経済活動の拠点を形成することにおかれている。医療制度改革それ自体は、医療・介護総合確保法に盛りこまれており、ここでの医療「改革」の課題は、この特区の目標の実現に向けて医療をいかに活用するかにある。その直接の対象とされているのが、医療国際拠点の形成、そのための外国医師の診察および外国看護師の業務の解禁であり、それらは自由診療の拡大を伴うことから保険外併用療養の拡大も一体的に取り組まれる。これらはいずれも日本の医療提供および保険診療に大きな影響を及ぼす内容であり、国際的な経済活動拠点の形成として取り組まれるべきものではない。あくまで日本における医療提供のあり方をどうするか、保険診療をどうするのかを真正面から議論するなかで扱われるべき問題であり、そもそも特区の対象事業とすること自体が筋違いである。しかも、ビジネス環境を整えることを基本にしており、医療の営利化とセットになっている。病床の規制緩和もこのことと関連している。この点でも大問題である。

保険外併用療養の拡大＝混合診療の拡大は、この筋とは別に検討が進められてきたこともあり、外国医師との関係では副次的な問題のように受け止められがちだが、ここでの実施を、外国医師以外の診療にも適用することを見込んで行われることを忘れてはならない。

なお、国家戦略特別区域の区域指定にあたって、内閣総理大臣の決定が行われた当日に、国家戦略特別区域諮問会議の民間議員四人（秋池玲子、坂根正弘、竹中平蔵、八田達夫）は、「区域設定にあたって」との文書で四点にわたって意見を提出している。その要点は以下のとおりである。①東京都については、二月時点の提案内容はまったく不十分なものであったことから、抜本的改善を指定の前提とすべき、指定範囲についても、日本経済全体に占める東京都の比重はきわめて大きいことから「都全域の指定」にすべき、②新潟市、養父市、福岡市については、今後、農業・雇用改革の横展開（バーチャル展開）が期待される「改革事業拠点」（革新的事業連携型）として指定すべき、今後、第二次指定の準備を速やかに開始し、速やかな指定を行うべき、③広域都市圏（東京圏、関西圏）については、「規制改革のポテンシャル」を可能な限り広い範囲で取り組めるように準備しておく必要があることから、「都道府県単位」での指定とすることを再確認すべき、国家戦略特別区域が日本経済全体に有意なインパクトをもち、外国投資家等の関心を維持しつづけるためには、GDPの相当程度、少なくとも三分の一をカバーする指定が必要である、④規制改革メニュー追加に向けての検討状況は十分とはいえず、迅速な対応を求める。

民間議員が独自に意見を提出するスタイルは、さまざまな委員会や会議で常態化している。彼らは、全体の決定事項の不十分さを指摘し、さらに大胆な取り組みを求めることでより急進的な見直しを進める役割を果たしているが、ここでも、さらなる区域指定と規制見直しの拡大を強く求め、国家戦略特別区域を成長促進の起爆剤として最大限活用する意図を示している。

7 成長戦略による医療制度改革の急進化がもたらすもの
――皆保険体制の解体

「はじめに」でふれたように、成長戦略と医療制度の改革は、相互に促進しあう関係にある。その際に重要なのは、成長戦略の促進策として提起され実施される健康・医療関連の事項は、医療制度に転換を迫り、制度を内部から掘り崩していく方向へと作用することである。では、そうした作用は具体的にどのような姿をとって立ち現れているのか。その点を、再三にわたって取り上げてきた「日本再興戦略」における「戦略的市場創造」の三つの柱に沿ってみていきたい。

(1) 「セルフメディケーション」による市場創造と保健・医療の縮小

第一は、セルフメディケーションの促進が及ぼす影響である。セルフメディケーションの促進は、すでにみたように、健康の自己責任を求め、個人や保険者へのインセンティブを付与して、制度の利用を立ち止まらせ、自ら市場でサービスを購入して自己管理することを求めている。医療費適正化計画による医療費抑制が進めば、医療機関へのアクセスにさらにプレッシャーがかかり、大衆薬やネット販売でも購入可能な薬剤で対応するケースも増大する。「改訂再興戦略」は、自治体の保健事業に対しても、民間サービスの活用を求めてきており、保健・医療に重大な制約が生まれる可能性がある。

健康増進の動機づけや仕組みづくり自体をビジネス化し、市場での購入・利用を促進することで食・医薬品、運動・検査・生活支援に関連するのサービスの市場・産業の育成をはかるセルフメディケーションは、まさしく健康を入口にした医療の市場化・営利化である。すでに指摘したように、「公的保険外のサービス産業の活性化」は、公的保険サービスの枠外での展開を意味しているわけではなく、保健・予防を丸ごと市場ベースの事業に置き換えることを意図して進められている。*38

(2) 革新的医薬品・医療機器等による市場創造と保険給付の制限

第二は、革新的医薬品・医療機器等による市場創造が及ぼす影響である。ここでは、混合診療の拡大の姿をとって、より直接的に保険給付の制約へと作用を及ぼす可能性がある。保険外併用療養費制度の新たなカテゴリーとして創設の準備が進められている「患者申出療養」は、議論の過程で歯止めがかけられてきてはいるものの、混合診療の拡大を進める措置であることには変わりない。保険適用がされないで自由診療のままに据えおかれ、混合診療のスタイルでしか利用できないとなれば、負担能力のない人は利用できないことになる。しかも、次回の診療報酬改定から、費用対効果分析を用いて評価するとしており、保険外併用療養の保険適用だけでなく、保険適用されている給付についても保険外へと移される可能性もでてきている。*39

また、副作用などがでた場合にも公的保障が完備されるとは考えにくい。そもそも現在の先進医療の対象基準から外れる患者をも対象とするという異常な制度である。

成長戦略の中心的な課題である革新的医薬品・医療機器の開発は、本来ならばすべての国民に利益をもたらすものであるが、成長優先での開発は、逆に国民に新たな制約を課す可能性がある。

(3) 医療・介護供給体制の再編による市場創造と医療・介護の解体

第三は、医療・介護提供体制の再編による市場創造の影響である。医療・介護提供体制の再編は、社会保障・税一体改革の具体化として、病床機能としての「川上」と地域包括ケアとしての「川下」を一体的に再編していく形で具体化が進んでいる。そのなかで地域包括ケアの推進が求められているが、そこでは介護保険に制約を加え、地域の助け合いや民間サービスの購入でニーズに対応することが強いられている。また、自宅で介護を受けることが困難でありながら、介護施設にも入居することができない高齢者に対して、介護施設の整備ではなく、サービス付き高齢者向け住宅などの民間住宅の供給増で対応しようとしており、高齢者は新たな営利事業の餌食にされようとしている。その道は、確かに市場を広げ民間事業者の成長を促す道ではあるが、介護保険あるいは高齢者医療制度にとっては、制度の機能麻痺から解体へと転落していく道でしかない。[*40]

なお、国民皆保険の都道府県化と一体となった、医療提供体制の本格的抑制については、第2章を参照していただきたい。

(4) 皆保険体制の解体に抗して

最後に、成長戦略と医療の営利産業化への動きに対して、今何が求められているか、その要点を提起し、結びとしたい。

●「健康の自己責任」から「社会的責任」論への転換

第一は、「健康の自己責任」論の克服の課題である。健康・医療戦略が市場化のターゲットにしている健康増進、あるいは健康寿命の延伸は、セルフメディケーションの提唱に象徴されるように、健康の自己責任論をベースにしている。この流れは、二〇〇〇年の「健康日本21」からはじまり、健康増進法の制定、健康増進計画の策定、特定健診・特定保健指導の実施へと展開され、今や多くの国民も「生活習慣病」という「病」を前にして、自己責任を当然のこととして受け入れざるをえない状況におかれている。健康保持が自己責任であるとされれば、そのために努力することは個人の営みとみなされ、そうであれば、何も健康保持のために公費を投入する必要はなく、各自が市場で必要なサービスを購入し利用すればよいということになる。

もちろん、健康保持に個人的な要素が大きくかかわっていることはいうまでもない。しかし、今日では健康が社会的な要因によって決定的な影響を受けることは多くの研究で裏づけられている。たとえば、W

HO西太平洋地域事務局による「地域健康都市プロジェクト展開のための地域ガイドライン」には、以下のような指摘がある。「都市生活者の健康は、生活水準や生活様式に大きく依存している。日常生活において健康状態に著しく影響を与える要因は『健康決定要因』と呼ばれる。健康決定要因には水道、衛生、栄養、食品安全性、公共医療サービス、住環境、労働条件、教育、生活様式、人口変化、収入などが含まれる。これらは都市生活者を取り巻く物理的、社会的、そして経済的環境である」。

また、近藤克則は、社会的な要因によって個々人に健康格差が生じていることを、明らかにしている。[*41]労働環境、住環境、食物、所得、教育など、一見すると個人的な属性と思われるようなことでも、個人では如何ともし難い状況におかれていることが少なくない。

市場主義は、公共的であるがゆえに共同的な消費の形態をとる必要があるさまざまなサービスに対して、個人的要素につけこんで個別的な利益へと分解させ、その浸透の素地をつくりだし広げていく。時には、「選択の自由」という否定しがたい理念をもちだして、共同的利益を個別的な利益へと分解させ、市場の要素をもちこんでくる。

いま、そのターゲットにされているのが「健康」である。健康が社会的要因によって大きく影響を受けざるをえないとすれば、健康保持は個人の責任だけに帰するわけにはいかず、社会の責任で健康保持のための条件が整えられなければならない。その社会的条件には、WHOの指摘にあるように、職場環境や住環境だけでなく、安心して住むことのできる医療・福祉・交通・学習等さまざまな社会的条件、さらには平和であることも含めて考えられなければならない。健康・医療戦略がねらう市場化・営利化との対抗の一つは、まさしくこの健康の捉え方をめぐる対抗であり、健康の自己責任論に対して社会的責任論を対置すること、これがまず第一の課題である。

●「選択の自由」との対抗と克服

第二は、新自由主義的な「選択の自由」論の克服の課題である。公的保険外のサービスを広げるためのターゲットが健康の自己責任であったとすれば、公的保険給付の内部からの市場化のターゲットになっているのは、混合診療の拡大であり、その根拠にされているのが「選択の自由」である。この点は、医薬品・医療機器の開発促進ともセットになっており、「患者申出療養」の提起で、その対抗がいっそう明確になったといってよい。「選択の自由」は、市場化を正当化するための常套手段だが、選択されるサービスの質は問わない無責任さを特徴とする。しかも選択した結果には自己責任を求める。選択の自由は、自己決定の権利を保障する重要な原則だが、社会保障では無条件に承認されるものではなく、質に対する公的保障とセットでなければならない。[*42] 先進医療等も、必要であれば厳格な審査のうえ保険適用し、負担能力とは関係なく利用できる仕組みにするのが原則である。「選択の自由」は、一見すると国民の利益に即した主張のようにみえるが、前提条件抜きでは国民にリスクを負わせる暴論になる。公的保障抜きの「選択の自由」との対抗と克服が第二の課題である。

●地域包括ケアをめぐる対抗と住みつづける権利

第三は、地域包括ケアをめぐる対抗と課題である。地域包括ケアは、医療・介護再編の最終的な目標とされ、「自助・共助・公助」の具体化の象徴的な対象として位置づけられている。医療・介護をめぐる市場化・営利化の対抗も、最終的にはこの地域包括ケアをめぐる対抗に収斂されていくともいえる。地域包括ケアは、「地域完結型」と称して地域の相互扶助と市場に委ねていく戦略であり、最終的には誰も責任をとらない無責任な体制になりかねない。問われているのは住みつづける権利の保障である。地域包括ケアを個人や市場に委ねては、「包括性」も「権利性」も実現できない。医療・介護の市場化・営利化の動きに地域から歯止めをかけていくためにも、真の地域包括ケアのあり方を対峙し、権利性と市場化・営利化は相いれないことを徹底して明らかにする必要がある。これが第三の課題である。[*43]

◉注

＊1　『日本再興戦略』改訂二〇一四」(二〇一四年六月二四日)一〇頁。

＊2　成長戦略と社会保障改革の関係について、後藤道夫は、現在の特徴を「産業競争力強化」戦略が社会保障改革を政治的にリードし、皆保険体制の維持が困難であるほどに給付削減と提供体制圧縮を急進化し、さらに、正面から皆保険体制を破壊する新たな施策がはじめられようとしている点にあるとしている(渡辺治・岡田知弘・後藤道夫・二宮厚美『〈大国〉への執念　安倍政権と日本の危機』大月書店、二〇一四年、二一六頁)。医療改革による皆保険への攻撃については、日本医療総合研究所監修・横山壽一編『「皆保険」を揺るがす医療改革』(新日本出版社、二〇一二年)を参照

されたい。

＊3　「プログラム法」は、「政府は、住民相互の助け合いの重要性を認識し、自助・自立のための環境整備等の推進を図る」ことを「講ずべき社会保障制度改革の措置等」としてうたい、「公助」にはまったくふれていない。「自助・共助・公助」論の批判については、横山壽一「社会保障の変質・解体の『ススメ』」（『月刊国民医療』第三一〇号、二〇一三年一〇月号）を参照されたい。

＊4　「自助・共助・公助」と市場イデオロギーとの関係については、横山壽一「市場化・営利化とセットの社会保障制度改革推進法」（『月刊保団連』第一一一八号、二〇一三年三月号）を参照されたい。

＊5　最近の例では、「経済財政運営と改革の基本方針二〇一四」（二〇一四年六月二四日閣議決定）は、「人口急減・超高齢化」を「日本の未来像に関わる制度・システムの改革」の最大の根拠にしている。

＊6　「日本再興戦略」（二〇一三年六月一四日）の「第Ⅱ.三つのアクションプラン」参照。

＊7　「日本再興戦略」六〇頁。

＊8　たとえば、スポーツジムの職員がクライアントの健康チェックのために血液採取をするのは違法だが、クライアント自らが採取するように勧めるのは違法ではないという知識を普及することなど。

＊9　「日本再興戦略」六三～六七頁。

＊10　同前、六七～六八頁。

＊11　『日本再興戦略』改訂二〇一四」四～一七頁。

＊12　同前、九二頁。

＊13　同前、九二～九四頁。

＊14　同前、九四～九七頁。

＊15　同前、九七～九八頁。

＊16　同前、九八～九九頁。

*17 医療情報および介護情報の活用については、「社会保障制度改革本部」の下に設置された「医療・介護情報の活用による改革の推進に関する専門調査会」、その作業部隊としての「医療・介護情報の分析・検討ワーキンググループ」において具体化のための検討が進められている。そこでは、たとえば「レセプト情報」と「特定健診等情報」を国の保有するデータベースを用いて結合させ、「用途に応じて集計・加工等を行った上で活用」する方法（個人の特定を避けるための「ハッシュ関数」の採用等）、「介護保険総合データベース」の構築と、それを活用した地域包括ケア「見える化」システムの構築と活用などが検討されている。「医療ビッグデータ」の解説および活用事例等については、中山健一監修・二一世紀医療フォーラム編『医療ビッグデータがもたらす社会変革』（日経BP社、二〇一四年）を参照。

*18 同前、一〇〇頁。

*19 サービス付き高齢者向け住宅が、地域包括ケアシステムにおける「住まい」の課題に対応するものとして位置づけられ整備が進められているが、利用できる層が限られており決して施設や居住系サービスの受け皿にならないことはすでに明らかになっている。この点の具体的検討については、鶴田禎人「サービス付き高齢者向け住宅のアフォータビリティに関する分析」（『都市問題』第一〇四号、二〇一三年一二月）、同「要ケア・低所得高齢者の地域居住に関する分析――新たなセーフティネットの構築に向けて」（『月刊国民医療』第三一六号、二〇一四年五月）を参照されたい。

*20 横山壽一「安倍政権の医療・介護制度改革」（『いのちとくらし』第四八号、二〇一四年一〇月）。

*21 「健康・医療戦略推進法」（二〇一四年五月三〇日法律第四八号）、第一章総則、第一条目的。

*22 「独立行政法人日本医療研究開発機構法」（二〇一四年五月三〇日法律第四九号）。

*23 「健康・医療戦略」六～七頁。

*24 同前、七～三三頁。

*25 同前、一四頁。

*26 同前、二〇～二一頁。

*27 同前、二七～三二頁。

＊28　同前、三二～三五頁。

＊29　「規制改革実施計画」のもとになっているのが、規制改革会議による「規制改革に関する答申」（二〇一三年六月五日）および「規制改革に関する第二次答申」（二〇一四年六月一三日）である。「規制改革に関する答申」は、「今回の規制改革で重視したこと」として、「成長戦略を実施するに当たっての阻害要因の除去」と「緊急性・重要性の高い課題への優先的取組」をあげ、前者の一つに、医療機器の迅速な開発や再生医療への投資がより円滑に行われるための規制改革を、後者の一つに、一般医薬用品のインターネット等販売を禁止する薬事法施行規則を無効とする最高裁判決への対応をそれぞれあげ、規制改革の中心的課題を医療分野においていることを示していた。

＊30　「規制改革実施計画」一頁。

＊31　同前、二頁。

＊32　同前、五～一七頁。

＊33　具体的事項として、「財務諸表の情報開示」からはじまり、「補助金等の情報開示」「役員等の情報開示」「内部留保の明確化」「調達の公平性・妥当性の確保」「経営管理体制の強化」「所轄庁による指導・監督の強化」とコンプライアンスおよび組織改革にかかわる項目が並んでいる。

＊34　「規制改革実施計画」提出後、規制改革会議での議論を経て、二〇一四年一一月五日の中医協総会で議論のうえ了解、一一月七日には社会保障審議会医療保険部会で審議のうえ了解を得て、二〇一五年通常国会に健康保険法改正法案として提出されることになった。

＊35　産業競争力会議の下に設けられた「国家戦略特区ワーキンググループ」（座長・八田達夫大阪大学教授）の第一回会合（二〇一三年五月一日開催）において、委員の一人である原英史（株式会社政策工房代表取締役社長）が、『「アベノミクス戦略特区」の制度設計に当たってのポイント』を提起し、構造改革特区は、創設当初と違って「大胆な規制改革の実験場」としての位置づけが薄れてきたのではないか等の問題意識を述べたうえで、今回の特区の基本原則として、①大胆な規制改革等による、従来とは次元の違う制度を実現する「大胆・異次元原則」、②国・地方・民間の三者が、

相互に改革実現のための意識を高めあう「三位一体原則」、③特区の対象区域は、わかりやすい形で設定する「区域明瞭原則」、④特区の効果を、いずれは我が国全体の経済活性化につなげる「全国活性化原則」、⑤本特区の制度設計は、一気呵成に、スピーディーに行う「迅速化原則」を示し、了解された。

＊36 「国家戦略特別区域法」（二〇一三年一二月一三日法律第一〇七号）。

＊37 国家戦略特区の検討については、横山壽一「国家戦略特別区域と医療」（『月刊国民医療』第三一八号、二〇一四年一月）を参照されたい。また、新自由主義と国家戦略特区の関連については、アジア太平洋資料センター編／浜矩子・郭洋春ほか著『徹底解剖国家戦略特区』（コモンズ、二〇一四年）を参照のこと。浜は国家戦略特区を「新自由主義的な論理を貫徹させるための特別ゾーンというべきもの」としている。

＊38 セルフメディケーションの具体化は、一般用医薬品のネット販売解禁をはじめ着々と進んでいる。一例をあげると、リコーが定期検診とウエアラブル端末による健康チェックを組み合わせた健康サービス管理を開始（『日本経済新聞』二〇一四年七月八日）、二〇一五年度予算で地域ヘルスケア産業支援ファンドを新設（『日本経済新聞』二〇一四年八月一九日）、電線大手のフジクラが社員の健康状態を点数化し、自身で確認できるサイトを立ち上げ、専門商社の内田洋行は、健康向けコンサルティングを手がけるミナケアと組んでレセプト健診データを一元解析し、血糖値や血圧が高いのに受診していない社員にメールで改善を促すシステムの試験運転を開始（『日本経済新聞』二〇一四年一〇月五日）など。

＊39 革新的医薬品・医療機器等の開発の具体化も急ピッチで進んでいる。一例をあげると、新興国への病院輸出計画が相次ぎ、その数は約五〇件（『日本経済新聞』二〇一四年八月二四日）、国家戦略特区に指定された神戸に公益財団法人神戸国際医療交流財団が医療従事者向け研修施設「伊藤忠メディカルプラザ」を開設、エーザイも研究開発子会社であるカン研究所を拡張（『日本経済新聞』二〇一四年九月八日）、五洋建設がシンガポールで大型病院を受注（『日本経済新聞』二〇一四年九月九日）、ニコンが医療関連機器への進出に向け医療ベンチャー企業に最大三〇〇億円投資（『日本経済新聞』二〇一四年九月一〇日）、キヤノンが画像診断装置を京都大学と共同開発し世界市場を開拓（『日本経済新聞』

二〇一四年九月二〇日)、大手損害保険会社が再生医療用の病院向け保険の販売を一一月から開始(『日本経済新聞』二〇一四年九月二七日)、医薬品医療機器法(旧薬事法)と再生医療新法が二〇一四年一一月二五日に施行されたことを受け、富士フィルムが治療用の細胞の培養を需要増加を見越して製造受託に乗り出し、日立物流も細胞搬送サービスを本格化しているなど。

＊40 医療・介護供給体制の再編による市場創造も、国際展開を含めて動きだしている。一例をあげると、ニチイ学館が中国で介護サービスを開始(『日本経済新聞』二〇一四年七月一日)、住宅大手が住宅リフォーム攻勢(『日本経済新聞』二〇一四年七月八日)、横浜銀行、福岡銀行など地方銀行五行が医療・介護分野に出資するファンドを共同で設立(『日本経済新聞』二〇一四年九月一日)、介護各社がアジアで認知症の悪化抑制に重点をおいた老人ホームの運営に乗り出す(『日本経済新聞』二〇一四年一一月七日)、積水ハウスがサービス付き高齢者住宅で全国展開(『日本経済新聞』二〇一四年一一月一三日)など。

＊41 近藤克則『健康格差社会』(医学書院、二〇〇五年)、同「社会関係と健康」(川上憲人ほか編『社会格差と健康』東京大学出版会、二〇〇六年、所収)を参照。

＊42 社会保障における「選択の自由」はいっそうの検討を要する。この点の問題提起については横山壽一『社会保障の市場化・営利化』(新日本出版社、二〇〇三年)終章、同『社会保障の再構築』(新日本出版社、二〇〇九年)第六章を参照されたい。

＊43 地域包括ケアをめぐる論点と課題については、医療研究全国集会・市民フォーラム「在宅医療と介護――国民医療と地域包括ケアを考える」(『月刊国民医療』第三一九号、二〇一四年八月)、住みつづける権利については、井上英夫『住み続ける権利』(新日本出版社、二〇一二年)を参照されたい。

あとがき

本書は、福祉国家構想研究会の一部会である「福祉国家と基本法研究会」の議論の過程で企画され、緊急に必要な出版として短期間で準備・執筆された論文集である。「福祉国家と基本法研究会」は、二〇一一年に『新たな福祉国家を展望する――社会保障基本法・社会保障憲章の提言』（共編著、旬報社、二〇一一年）をつくった研究会であり、現在は、福祉国家構想研究会の特別部会となっている。

なお、福祉国家構想研究会は、全日本民主医療機関連合会、京都府保険医協会、全国労働組合連合会、日本自治体労働組合総連合、日本国家公務員労働組合連合会、東京土建一般労働組合、全労働省労働組合の研究補助を受けており、本書もその恩恵を受けている。

本書の準備過程で、京都府保険医協会事務局長の久保佐世氏に多くの貴重なご意見をいただいた。記して感謝する。

二〇一五年二月

後藤道夫

編著者
岡崎祐司（おかざき　ゆうじ）1962年生まれ
佛教大学教授／主な著書：『対論社会福祉学３　社会福祉運営』（共著，中央法規，2012年），「介護難民をつくらない地域包括ケア」（『月刊保団連』2014年９月号）ほか。

後藤道夫（ごとう　みちお）1947年生まれ
都留文科大学名誉教授／主な著書：『戦後思想ヘゲモニーの終焉と新福祉国家構想』（旬報社，2006年），『ワーキングプア原論』（花伝社，2011年），『新たな福祉国家を展望する――社会保障基本法・社会保障憲章の提言』（旬報社，2011年）ほか。

中村　暁（なかむら　さとし）1972年生まれ
京都府保険医協会事務局主任／主な著書：京都府保険医協会編『国がすすめる「地域包括ケア」を考える』（共著，かもがわ出版，2011年），京都府保険医協会編『開業医が展望する地域ケア』（共著，かもがわ出版，2013年）ほか。

横山壽一（よこやま　としかず）1951年生まれ
金沢大学人間社会学域・地域創造学類教授／主な著書：『社会保障の市場化・営利化』（新日本出版社，2003年），『社会保障の再構築――市場化から共同化へ』（新日本出版社，2009年）ほか。

福祉国家構想研究会
新たな福祉国家型の社会再建をめざして，現代日本の状況を批判的に分析し，各領域における基本政策を検討・構想する研究会。代表：岡田知弘・後藤道夫・二宮厚美・渡辺治。

装幀　臼井弘志

安倍医療改革と皆保険体制の解体
——成長戦略が医療保障を掘り崩す

2015年3月20日　第1刷発行

定価はカバーに
表示してあります

編著者　岡﨑祐司
中村　暁
横山壽一
福祉国家構想研究会
発行者　中川　進

〒113-0033 東京都文京区本郷2-11-9

発行所　株式会社　大月書店

印刷　三晃印刷
製本　中永製本

電話（代表）03-3813-4651　FAX 03-3813-4656　振替 00130-7-16387
http://www.otsukishoten.co.jp/

ISBN978-4-272-36084-0　C0036　Printed in Japan